DR. ANDREA FLEMMER

Blasenprobleme natürlich behandeln

So helfen Heilpflanzen bei Blasenschwäche und Blasenentzündung

Die Blase mit einfachen Mitteln aktiv trainieren

humboldt

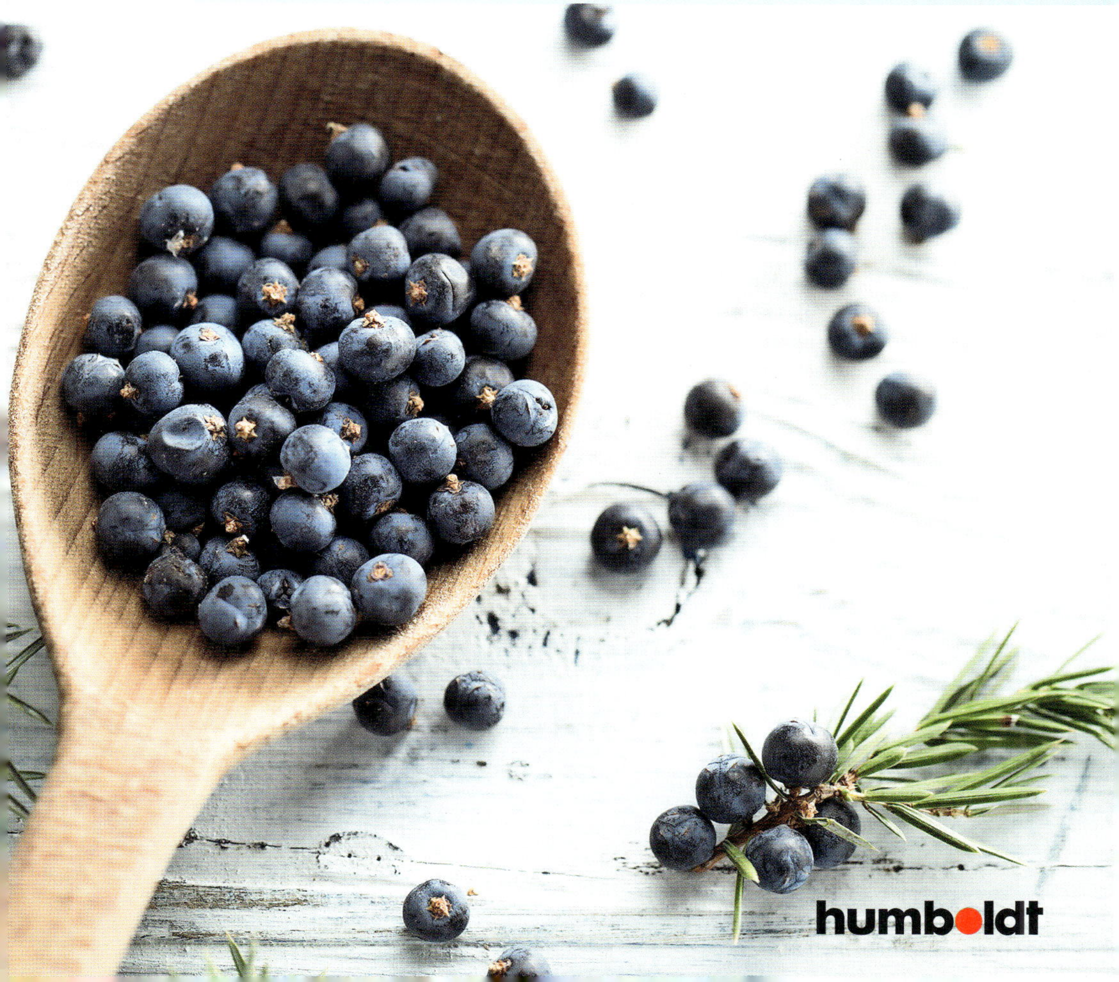

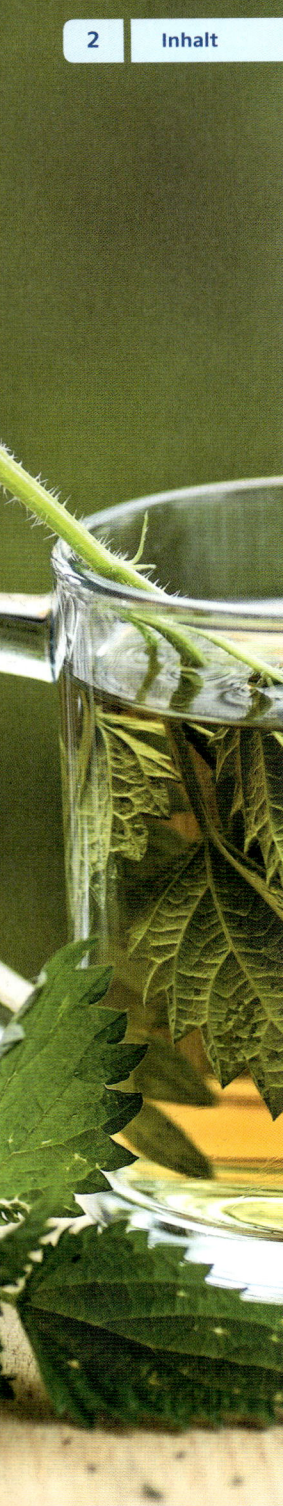

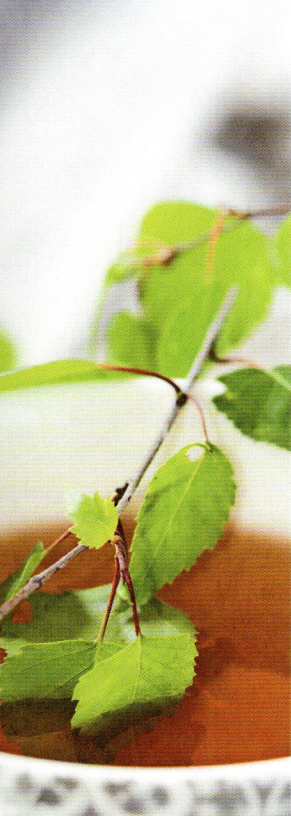

VORWORT

Liebe Leserin, lieber Leser,

man glaubt es kaum, aber Erkrankungen der Harnwege, insbesondere der Blase, gehören zu den häufigsten körperlichen Beschwerden überhaupt. Man schätzt, dass in Deutschland über acht Millionen Erwachsene an Harninkontinenz leiden, das heißt, sie können die Blase nicht wunschgemäß kontrollieren. Wichtig zu wissen ist: Je eher eine Erkrankung der Blase erkannt und behandelt wird, desto größer sind die Chancen für eine schnelle Heilung. Leider erkennt man die Blasenprobleme nicht immer sofort, da die dazugehörigen Beschwerden eher allgemeiner Art sind: Fieber, Kopfschmerzen oder Müdigkeit können zwar auf Probleme mit der Blase hindeuten, sind aber auch für andere Erkrankungen typisch.

Die gute Nachricht ist, dass Blasenbeschwerden fast immer kuriert werden können. Dennoch schätzt man, dass nur etwa ein Drittel der Betroffenen zum Arzt geht und nur jeder zehnte behandelt wird.

Ganz erstaunlich ist die Vielfalt der Heilpflanzen, die es gibt, um Blasenprobleme zu heilen. Keine anderen Beschwerden sind so leicht natürlich zu behandeln. Infolge der zahlreichen Möglichkeiten kommen für die meisten Patienten mehrere in Betracht. Sie können sich dann entscheiden, was am meisten hilft oder vielleicht sogar am besten schmeckt. Selbst Prostataoperationen kann man sich zum Teil mit Heilpflanzen ersparen.

Leider haben die Pflanzenpräparate keine Kassenzulassung, denn seit der Gesundheitsreform von 2003 dürfen nicht verschreibungspflichtige Arzneimittel, zu denen nun einmal die meisten pflanzlichen Therapeutika gehören, grundsätzlich nicht mehr zulasten der gesetzlichen Krankenkasse verordnet werden. Betrachtet man die Studienergebnisse, scheint diese Entscheidung wenig sinnvoll: Pflanzenpräparate sind oft wirksamer – bei geringeren Kosten und deutlich weniger Nebenwirkungen. Doch erfreulicherweise gibt es immer mehr Ärzte, die der Naturheilkunde gegenüber aufgeschlossen sind. Hatten 1993 rund 5.000 Ärzte die Zusatzbezeichnung Naturheilverfahren, waren es 2013 bereits 16.207.

In diesem Buch beschreibe ich, mit welchen natürlichen Methoden Sie Blasenbeschwerden behandeln können. Damit möchte ich dazu beitragen, dass Ihnen lästige Beschwerden von Blase und Co. in Zukunft erspart bleiben oder dass sie leicht behoben werden können. Dafür habe ich dieses Buch geschrieben.

In diesem Sinne wünsche ich Ihnen alles Gute!

Ihre

Dr. Andrea Flemmer

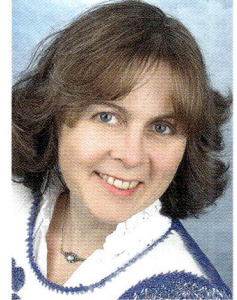

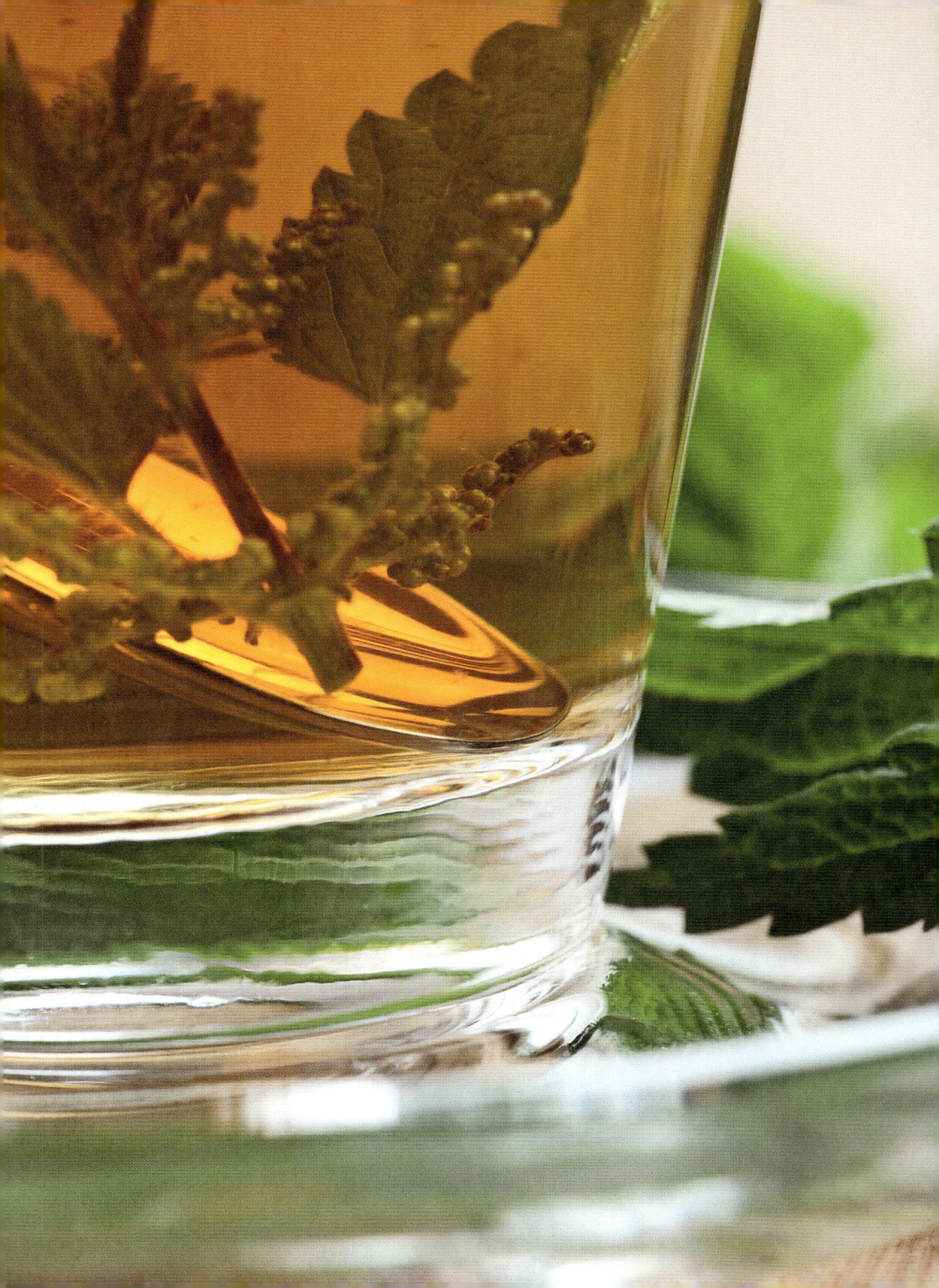

IHRE HARNBLASE – DAS SOLLTEN SIE WISSEN

Wie funktioniert eigentlich die Blase? Welche Möglichkeiten gibt es, Beschwerden abzuklären und einzuordnen? Wann besteht Handlungsbedarf? Diese und viele andere Fragen rund um die Harnblase werden in diesem Kapitel beantwortet.

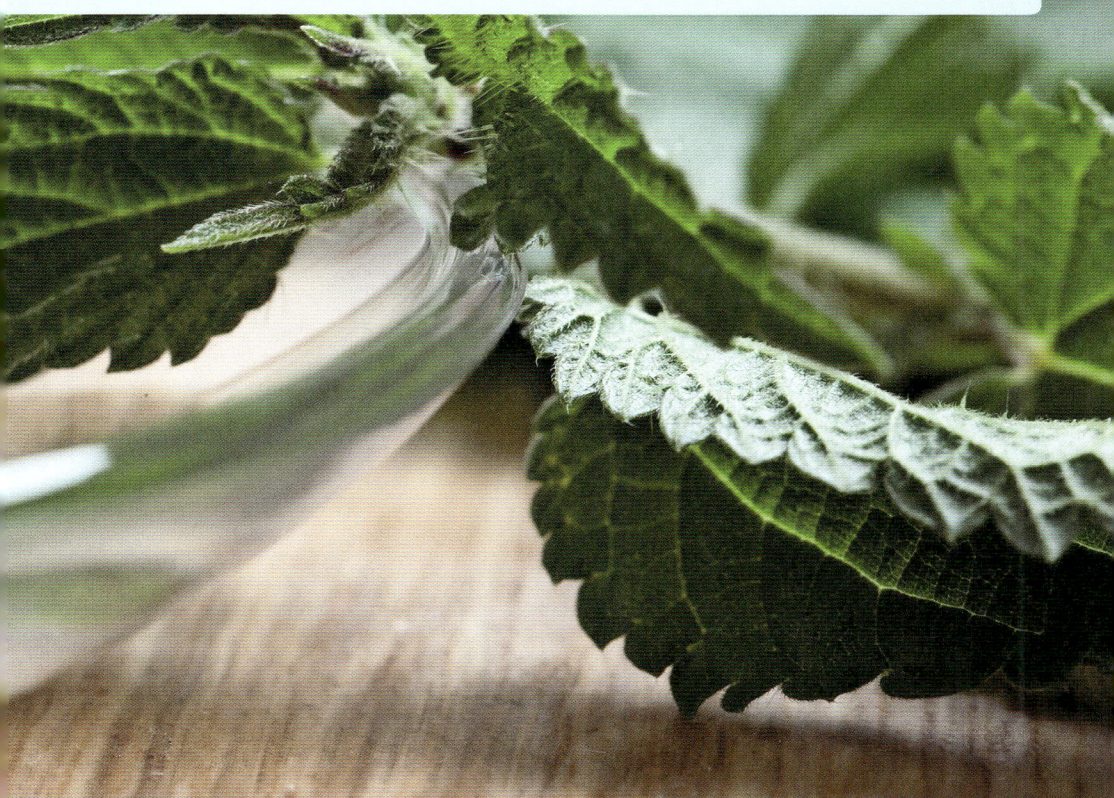

Funktionen und Aufbau der Harnblase

Die Harnblase liegt im unteren Bereich des Beckens, hinter dem Schambein. Sie ist von einer Muskelschicht umgeben und bildet gemeinsam mit der Harnröhre die unteren Harnwege. Von den Nieren fließt über die beiden Harnleiter der Urin in die Harnblase. Dort wird er gesammelt und wenn die Blase voll ist, wird sie entleert. Die Blase muss also zwei Funktionen erfüllen:

> **!**
>
> In der Blase sammelt sich der Urin. Ist die Blase gefüllt, wird der Urin über die Harnröhre abgeleitet.

1. Sie muss den Urin über längere Zeit speichern können. Während dieser Zeit ist der Blasenmuskel, der gemeinsam mit Bindegewebe die Blasenwand bildet, entspannt. Damit der Urin nicht gleich über die Harnröhre abfließt, ist der Schließmuskel angespannt und dichtet die Harnblase ab.
2. Die Blase muss ihren Inhalt zum gewünschten Zeitpunkt entleeren können. Dann zieht sich der Blasenmuskel zusammen und der Schließmuskel mit der Beckenbodenmuskulatur erschlafft. Daraufhin kann der Urin über die Harnröhre abfließen.

Damit diese Blasenkontrolle reibungslos funktioniert, müssen verschiedene Bereiche sinnvoll zusammenarbeiten: die beteiligten Muskeln und Nerven sowie bestimmte Bereiche im Zentralen Nervensystem (Gehirn und Rückenmark). Viele Ursachen können dieses fein aufeinander abgestimmte System stören.

Die Harnblase – Sammelbecken für den Urin

Die Harnblase ist ein sogenanntes Hohlorgan. Sie kann bei Frauen 400 bis 500 Milliliter Urin fassen, beim Mann 400 bis 600 Milliliter. Unsere Nieren produzieren pro Minute zwischen 2 und 4 Milliliter Urin, pro Tag werden etwa 1 bis 2 Liter Harn gebildet. Wird die Blase gefüllt, dehnt sie sich, und noch bevor das maximale Füllvolumen erreicht ist, senden Rezeptoren in der Blasenwand ein Signal an das Gehirn, das uns schnell die Toilette aufsuchen lässt. Die anschließende Blasenentleerung dauert bei Gesunden dann nicht viel länger als 30 Sekunden.

Das Fassungsvermögen der Blase darf nicht überstrapaziert werden, ansonsten kann eine „gewohnheitsmäßige Blasenwandüberdehnung" zur Unfähigkeit der Blasenentleerung führen. Geht man jedoch ständig bei den ersten Anzeichen von Harndrang auf die Toilette, verliert man mit der Zeit die Fähigkeit, eine größere Menge Urin zu speichern. Normalerweise muss man höchstens alle zwei Stunden auf die Toilette, um die Blase zu entleeren. Dauert dies deutlich weniger lang, beginnt sich das auf die Lebensqualität auszuwirken.

!

Normalerweise muss man höchstens alle zwei Stunden auf die Toilette, um die Blase zu entleeren.

Die Schleimhaut der Blase und die Blasenwand

Der gesamte Harntrakt ist innen mit einer Schleimhaut ausgekleidet, ähnlich wie mit einer Tapete. Diese Schleimhaut und die Blasenwand sind sehr gut mit dem körpereigenen Abwehrsystem verbunden und können in den Harntrakt eingedrungene Keime wirksam bekämpfen. Die Schleimhaut schützt die Blase auch vor den aggressiven Bestandteilen des Harns. Auf ihrer Oberfläche finden sich viele Nervenendigungen sowie verschiedene Rezeptoren für Botenstoffe. Diese Grenzfläche zum Urin ist von einer Art Film aus Zucker- und Eiweißbausteinen bedeckt, der als erste Schicht verhindert, dass aggressive Substanzen in die Blasenschleimhaut eindringen. Darauf folgt die Muskelschicht, die für die Entleerung der Blase zuständig ist. Außen ist die Harnblase von einer Bindegewebsschicht bedeckt, welche die äußere Abgrenzung gegenüber den anderen Organen im Becken darstellt.

Ein Netzwerk aus Nerven steuert das Muskelgeflecht in der Blasenwand, schließlich beeinflussen noch verschiedenste Botenstoffe den Zyklus von Speicherung und Entleerung des Urins.

Die Harnröhre – der Weg nach draußen

Die Harnblase mündet in die Harnröhre. Diese ist beim Mann 15 bis 25 Zentimeter lang, bei der Frau nur 3 bis 5 Zentimeter. Durch ihre kurze Harnröhre sind Frauen deutlich anfälliger für Harnwegsinfekte als Männer.

Die Harnröhre ist zum einen dafür da, den Urin aus der Blase nach außen abzuleiten, zum anderen soll sie die Blase wasserdicht verschließen. Dazu befindet sich der sogenannte innere Schließmuskel unmittelbar unterhalb der Blase, er kann von uns nicht willentlich beeinflusst werden. Dagegen kann der sogenannte äußere Schließmuskel an der Durchtrittsstelle der Harn-

Aufbau unseres Harnsystems.

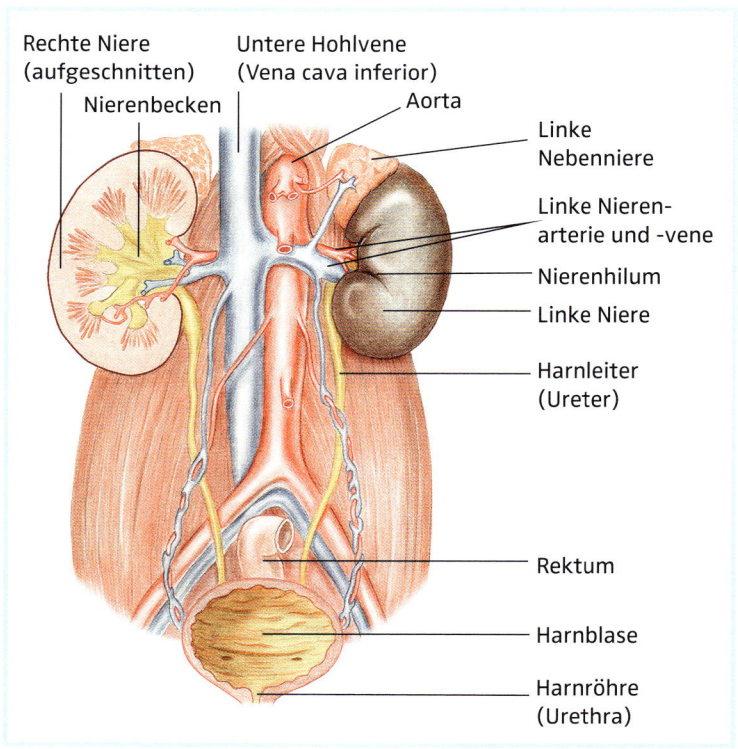

Rechte Niere (aufgeschnitten)

Nierenbecken

Untere Hohlvene (Vena cava inferior)

Aorta

Linke Nebenniere

Linke Nierenarterie und -vene

Nierenhilum

Linke Niere

Harnleiter (Ureter)

Rektum

Harnblase

Harnröhre (Urethra)

röhre zum Beckenboden von den meisten Menschen absichtlich geöffnet oder verschlossen werden. Hier sind die Beckenbodenmuskeln beteiligt. Auch die Harnröhre ist von Schleimhaut ausgekleidet und eine Bindegewebshülle grenzt sie gegen die umliegenden Organe ab.

Die Haltebänder, die die Blase und die Harnröhre an ihrem Platz halten, werden im Laufe des Lebens stark beansprucht, insbesondere bei Frauen während Schwangerschaft und Geburt. Lockern sich die Haltebänder, so kann der Verschlussmechanismus seine Funktion verlieren, es droht Inkontinenz.

> **!**
>
> Der innere Schließmuskel am Beginn der Harnröhre kann nicht willentlich kontrolliert werden.

So funktioniert die Entleerung der Blase

Manche Menschen verspüren schon bei einer Blasenfüllung von 200 Millilitern einen ersten Harndrang, andere erst bei 500 Millilitern – beides ist normal. Ist die Blase zur Hälfte gefüllt, werden normalerweise erste Signale an das Gehirn gesendet, was in den alltäglichen Aktivitäten meistens untergeht. Der erste Harndrang, also das Gefühl, auf die Toilette gehen zu müssen, setzt üblicherweise bei einer Blasenfüllung von 70 Prozent ein. Ein starker Harndrang entsteht, wenn die Blase zu 90 Prozent gefüllt ist, nun sollte die Blase bald geleert werden. Kurzfristig wird die Urinproduktion der Nieren gedrosselt, dennoch muss man dann relativ bald auf die Toilette. Ist die Blase entleert, geht das Ganze von vorne los.

Doch wie entsteht der Harndrang? Während sich die Blase mit Urin füllt, dehnt sie sich, der Innendruck nimmt zu, Rezeptoren in der Blasenwand registrieren diese Wandspannung und werden aktiviert. Dann gelangen Signale über das Rückenmark an das Gehirn, die mitteilen, dass die Harnblase gefüllt ist. Daraufhin entspannt sich der innere Schließmuskel, und das Gefühl, auf die Toilette zu müssen, nimmt zu. Üblicherweise sendet das Gehirn ein Signal zurück an die Harnblase, den Urin so lange zu halten, bis die Blase entleert werden kann. Die Rezeptoren in der

Wand der Harnblase messen den Füllzustand und melden diesen dem zentralen Nervensystem.

Gesunde Menschen gehen nun auf die Toilette, entspannen bewusst den äußeren Harnröhrenschließmuskel, die Blase zieht sich zusammen und der Urin fließt ab. Die Blase wird dann bis auf einen minimalen Rest von rund 10 Millilitern entleert.

Bei Beschwerden harntreibende Getränke vermeiden

Wie häufig Sie auf die Toilette müssen, hängt von verschiedenen Faktoren ab: Wie viel Flüssigkeit aktuell im Körper vorhanden ist, wie viel Flüssigkeit Sie aufnehmen und welcher Art diese ist. Das ist natürlich alles, was Sie trinken, aber auch einige Obst- und Gemüsesorten enthalten Flüssigkeit.

Dabei haben stilles Wasser, grüne Tees und Fruchtsaftgetränke keine Auswirkung auf die Harnproduktion und -ausscheidung. Harntreibend wirken koffeinhaltiger Kaffee, bestimmte Teesorten, kohlensäurehaltige oder eher saure (zitronensäurehaltige) Getränke und Alkohol wie Bier und Wein. Sie können die Beschwerden einer überaktiven Blase oder auch Reizblase verstärken und kurbeln die Wasserausscheidung der Nieren an. Auch künstliche Süßstoffe können das Risiko einer überaktiven Blase erhöhen sowie besonders scharfe Speisen.

Die Zusammensetzung von Urin

„Harn" kommt von althochdeutsch „haran" und bedeutet „das Ausgeschiedene". Ein anderes Wort für Harn ist Urin (lat. „Urina"). Obwohl Harn über 3000 verschiedene Substanzen enthält, handelt es sich um eine keimfreie Flüssigkeit in der normalerweise keimfreien Blase. Harn besteht zu 95 Prozent aus Wasser und zu 5 Prozent aus Stoffwechselendprodukten. Letztere sind aus folgenden Komponenten zusammengesetzt: 2 Prozent Harnstoff, dann Kreatinin, Kalium, Natrium, Magnesium, Harn- und Hippursäure.

Die Menge, der Geruch und die Farbe des Urins wird von der Ernährung und der Art und Menge der Flüssigkeitszufuhr beeinflusst. Ein gesunder Urin ist hellgelb, relativ klar und hat einen würzigen Geruch. Haben Sie zu wenig getrunken oder viel Flüssigkeit verloren, zum Beispiel durch starkes Schwitzen, ist der Urin konzentriert und enthält weniger Wasser, er ist dunkelgelb und riecht intensiv. Dagegen wird der Urin umso heller und riecht weniger, je mehr wir trinken.

> **!**
> Je mehr wir trinken, umso heller und geruchsärmer ist der Urin.

Oberstes Gebot: viel trinken

Viele Menschen, die unter Blasenproblemen leiden, neigen dazu, zu wenig zu trinken, damit sie nicht so oft zur Toilette müssen. Das ist jedoch grundfalsch. Wenn Sie zu wenig trinken, werden Niere, Blase und Harnröhre zum einen ungenügend durchspült, zum anderen wird durch den Flüssigkeitsmangel der Urin stark konzentriert und kann den Blasenmuskel reizen. Außerdem gewöhnt sich die Blase dann an geringere Füllmengen, was die Problematik verstärkt, insbesondere wenn bereits eine Inkontinenz besteht. Daher lauten die Empfehlungen, mindestens 1,5 Liter am Tag zu trinken.

Wenn Sie etwas getrunken haben, passiert die Flüssigkeit erst den Magen und den Dünndarm. Im Dickdarm wird sie in den Blutkreislauf aufgenommen und zirkuliert dann im Körper. Eventuell vorhandene Flüssigkeitsdepots werden aufgefüllt und die Körperzellen mit Wasser versorgt. Die überschüssige Flüssigkeit gelangt in die Nieren, wird dort gefiltert und dann als Urin in Richtung Blase transportiert. Nach ein bis zwei Stunden füllt sich die Blase langsam.

Woher kommt unser Durstgefühl?

Das Durstgefühl wird vom Körper gesteuert. Der Körper braucht Wasser für die Fließfähigkeit des Blutes, um die Verteilung der Nährstoffe im Körper zu gewährleisten und den Stoffwechsel auf-

!

Bei körperlicher Anstrengung, Fieber, Durchfall oder Erbrechen braucht der Körper mehr Flüssigkeit. Unser Durstgefühl verstärkt sich.

rechtzuerhalten. Hat der Körper einen Flüssigkeitsmangel oder einen Salzüberschuss, so wird das von speziellen Sensoren im Zwischenhirn registriert und ein Durstgefühl ausgelöst. Gleichzeitig schüttet die Hirnanhangdrüse das sogenannte Antidiuretische Hormon (ADH) aus, das die Niere veranlasst, weniger Flüssigkeit auszuscheiden. Und zwar so lange, bis wir etwas getrunken haben. Verliert man eine große Flüssigkeitsmenge, zum Beispiel durch starkes Schwitzen, Fieber, Durchfall oder Erbrechen, verstärkt sich das Durstgefühl. Bei Krankheiten wie der Zuckerkrankheit oder einem Mangel an ADH kann ein krankhaft gesteigerter Durst auftreten.

Meist trinken wir, wenn wir Durst haben. Doch gerade ältere Menschen haben häufig ein abgeschwächtes Durstgefühl und trinken daher weniger, als ihr Körper benötigt. Deshalb sollten sie täglich ganz bewusst eine auf das Körpergewicht und den Gesundheitszustand abgestimmte Flüssigkeitsmenge trinken. Sie sollten die Trinkmenge kontrollieren und sich nicht allein nach dem Durstgefühl richten.

Oberstes Gebot: Viel trinken! Das gilt auch für Menschen mit Blasenschwäche.

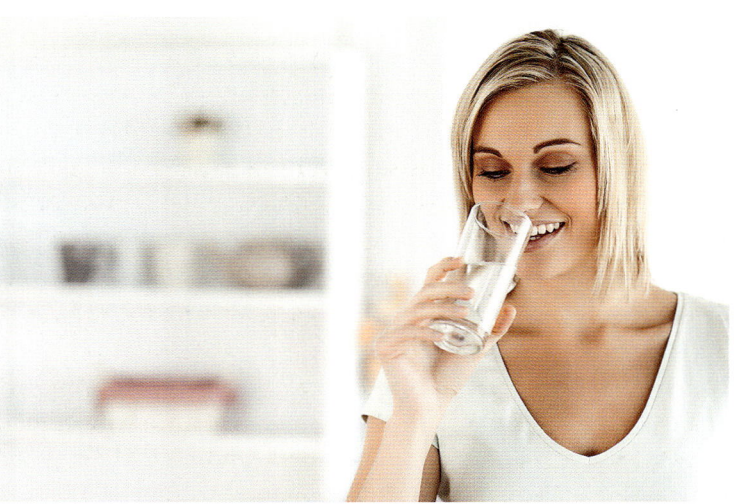

Untersuchungen der Blase und der Harnwege

Wenn Sie Blasenprobleme haben, wird Ihr Hausarzt Sie an einen Urologen überweisen, einen Facharzt für Krankheiten der Harnorgane. Im Folgenden beschreibe ich die Verfahren und Untersuchungen, die beim Urologen üblicherweise angewendet werden, um die Ursache für Ihre Blasenprobleme herauszufinden.

Konsultieren Sie zum ersten Mal einen neuen Arzt, sollte am Anfang der Untersuchungen immer eine Anamnese stehen, er sollte also Ihre Krankengeschichte aufnehmen. Dies kann bereits helfen, Ihre Beschwerden und Probleme genauer einzuschätzen. Dazu stellt Ihnen der Arzt Fragen nach Operationen, Medikamenteneinnahme etc. Zum Beispiel können Blutdrucksenker, Schlafmittel oder auch Präparate gegen Allergien Blasenprobleme auslösen. Es werden die typischen Symptome und mögliche Auslöser für Blasenprobleme abgefragt. Dazu gehören auch Faktoren wie Stress.

Miktionstagebuch

Ein Miktionstagebuch liefert Ihrem Arzt wertvolle Informationen und ist auch für Sie selbst sehr hilfreich. In diesem Tagebuch (von lat. Miktion = Urinausscheidung) halten Sie fest – zunächst etwa zwei bis drei Tage lang – was Sie getrunken haben und wie oft Sie Wasser lassen mussten, wie stark der Harndrang vor dem Toilettengang war und ob es zu einem unwillkürlichen Harnabgang kam. Sie tragen auch ein, wie viele Vorlagen erforderlich waren. Diese Aufstellung hilft bei der Untersuchung einer Blasenentzündung ebenso wie bei einer Blasenschwäche. Ein Urologe kann damit einen ersten Eindruck bekommen, und auch für den Patienten kann es wertvoll sein akribisch festzuhalten, wie viel Sie täglich trinken, wie oft Sie auf die Toilette müssen etc. Ein geringer Aufwand, aber ein großer Nutzen.

! Ein Miktionstagebuch können Sie bereits vor dem Arztbesuch führen. Es liefert wertvolle Informationen.

Aus den Zeitabständen und der Häufigkeit der Toilettengänge kann der Arzt Rückschlüsse auf eine Fehlfunktion ziehen und den möglichen Auslöser des jeweiligen Blasenproblems erkennen. Ein derartiges Tagebuch stellt gleichzeitig die Basis für ein Kontinenztraining (siehe Seite 92) dar.

Auch die Art und Menge der Getränke muss protokolliert werden. Trinkt man zu wenig oder greift man eher zu harntreibenden Getränken wie Kaffee oder schwarzen Tee? Um zum Beispiel die Schwere einer Inkontinenz abzuschätzen, reicht es, drei Tage lang sorgfältig Tagebuch zu führen.

Vorlagen für Miktionstagebücher finden Sie im Internet unter dem Stichwort „Miktionstagebuch" oder „Miktionsprotokoll". Bei der Deutschen Kontinenz-Gesellschaft e. V. (www.kontinenz-gesellschaft.de) können Sie sich Vordrucke für ein Toilettenprotokoll bestellen.

Beispiel für ein Miktionstagebuch

DATUM:	MEDIKAMENTE:			
Uhrzeit	**Trinkmenge** Anzahl Gläser/Tassen (ca. 150 ml)	**Harnmenge** x = wenig, xx = mittel, xxx = viel	**Ungewollter Harnverlust** x = Tropfen, xx = feucht, xxx = sehr nass	**Harndrang** x = kaum, xx = stark, xxx = sehr stark

Körperliche Untersuchung

Zur weiteren Diagnosestellung wird der Arzt Sie körperlich untersuchen. Damit will man krankhafte Veränderungen ausschließen.

Bei Frauen untersucht man gynäkologisch die Harnröhre und den Schließmuskel der Blase. Dann ertastet ein Arzt die Beckenbodenmuskulatur. Gibt es zum Beispiel Veränderungen durch Geburten? Sogar die Scheidenmuskulatur kann Aufschluss über die Ursachen einer Blasenschwäche geben. Die Stärke der Muskeln wird mithilfe eines sogenannten Perineometers gemessen. Bei Frauen mit einer überaktiven Blase sollte im Rahmen der vaginalen Untersuchung eine Senkung der Blase, der Gebärmutter und des Enddarm ausgeschlossen und beurteilt werden, ob eventuell ein Hormonmangel der Scheide vorliegt.

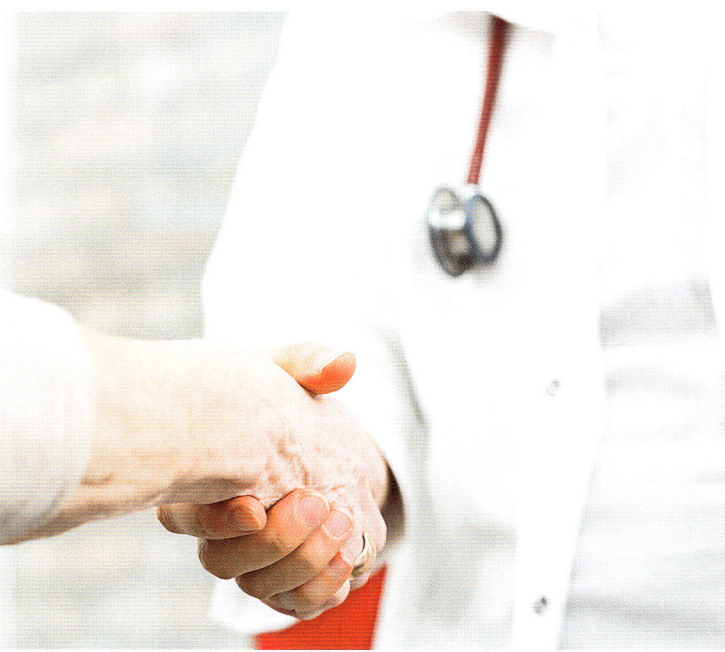

Wenn Sie das erste Mal Ihren Urologen aufsuchen, wird er Sie genau nach Ihrer Krankengeschichte fragen.

!

Mit einer körperlichen Untersuchung können einige Ursachen für Blasenbeschwerden ausgeschlossen werden.

Bei Männern wird die Prostata untersucht. Ist sie vergrößert, kann dies zur Blasenschwäche führen. Die Schließmuskeln der Harnröhre werden untersucht, um herauszufinden, ob sie richtig schließen. Auch ihr Spannungszustand kann überprüft werden, um zu beurteilen, ob eventuell eine Vergrößerung der Prostata schuld an der Inkontinenz sein könnte. Eine Untersuchung der äußeren Genitalien und des Enddarms gehört ebenfalls dazu. Damit kann man bereits Hinweise auf bestimmte Ursachen wie zum Beispiel Fisteln (neu entstandene „unnatürliche" Verbindungsgänge zum Beispiel zwischen Blase und Darm) erkennen. Die Nervenfunktion kann zusätzlich getestet werden.

Urinuntersuchung

Bei allen Beschwerden mit der Blase ist natürlich eine Untersuchung des Urins empfehlenswert. Dabei werden die ausgeschiedene Menge, Farbe und Geruch analysiert sowie einzelne Harnbestandteile.

Zuerst muss man den Urin gewinnen. Am weitesten verbreitet ist hierfür der Urinbecher in der Arztpraxis, in dem der sogenannte Mittelstrahlurin aufgefangen wird. In manchen Fällen muss der Harn mithilfe von Kathetern gewonnen werden oder sogar über eine Punktion der Harnblase durch die Bauchdecke mit einer feinen Hohlnadel.

Mittelstrahlurin

Bei der Harngewinnung besteht die Gefahr, dass die Probe verunreinigt und das Ergebnis somit verfälscht wird. Die Verunreinigung ist von außen möglich oder durch die – natürlicherweise – vorkommenden Bakterien der vorderen Harnröhre und der äußeren Geschlechtsorgane. Deshalb verwendet man den sogenannten Mittelstrahlurin. Dazu lässt der Patient erst einmal Urin ab und fängt erst während des weiteren Wasserlassens eine ausreichende Menge in einem sterilen Behälter auf. Auf diese Weise werden

Bakterien und andere Keime, die in der Harnröhre oder an ihrer Öffnung sitzen, mit der ersten Urinportion weggespült und geraten nicht in die Probe. Findet man in der Mittelstrahlurin-Probe immer noch viele Bakterien, liegt der Verdacht auf eine bakterielle Harnblaseninfektion nahe.

Den Mittelstrahlurin nutzt man auch für sogenannte qualitative Urinuntersuchungen, in deren Rahmen zum Beispiel der Gehalt an Zucker, Zellen (z. B. rote Blutkörperchen) oder Eiweiß bestimmt wird.

Besonders geeignet für die Urinuntersuchung ist der Morgenurin, da der Urin tagsüber durch das, was Sie trinken, verdünnt wird. Grundsätzlich sollte eine Probe für eine Urinuntersuchung frühestens drei Stunden nach der letzten Blasenentleerung genommen werden.

> [!]
>
> Weitergehende Informationen zu speziellen Untersuchungen bei Harninkontinenz und Blasenentzündung finden Sie in den entsprechenden Kapiteln.

Nachweis von Bakterien im Urin

Der häufigste Grund für eine Urinuntersuchung ist der Verdacht auf eine Blasenentzündung. Hier wird der Urin in einem einfachen Test auf Nitrit untersucht und es wird festgestellt, ob sich weiße Blutkörperchen darin befinden.

Normalerweise enthält der Urin Nitrat. Dabei handelt es sich um ein Abfallprodukt des Stoffwechsels, das über die Nieren und den Urin aus dem Körper ausgeschieden wird. Befinden sich jedoch Bakterien in der Blase, können einige Arten von ihnen das Nitrat in Nitrit umwandeln. Nitrit ist einfach nachzuweisen und wenn man es feststellt, weiß man indirekt, dass sich auch Bakterien im Urin befinden. Sieht man dann auch noch weiße Blutkörperchen im Mikroskop, weiß man, dass sie dorthin entsandt wurden, um die eingedrungenen Bakterien zu bekämpfen. Beide Merkmale sind ein starker Hinweis auf das Vorliegen einer Blasenentzündung. Ist dies der Fall, wird der Urin im Labor genauer untersucht, um die Bakterienarten zu bestimmen und zu testen, auf welche Antibiotika sie reagieren.

> [!]
>
> Nitrit im Urin ist einfach nachzuweisen. Seine Anwesenheit weist darauf hin, dass sich auch Keime im Harntrakt befinden.

Urodynamische Untersuchungen

Unter urodynamischen Untersuchungen versteht man die Messung der funktionellen Abläufe im Harntrakt. Dazu gehören die Messung des Blasendrucks (Zystomanometrie) und die Messung des Harnstrahls (Uroflowmetrie). Kombiniert man dies mit bildgebenden Untersuchungen wie Ultraschall oder Röntgen, können auch die Form und das Aussehen der einzelnen Organe des Harntrakts beurteilt werden. So kann man mit einer Röntgenaufnahme während des Wasserlassens den Urinfluss durch die Harnröhre sichtbar machen und mögliche Abflusshindernisse wie Harnröhrensteine entdecken. Messungen des Blasendrucks helfen, die Ursachen einer Inkontinenz oder einer Fehlfunktion der Harnblase zu erkennen. Mit den Ergebnissen kann der Arzt Störungen der Harnspeicher- und der Harnentleerungsfunktion der Blase voneinander abgrenzen und geeignete Therapiekonzepte finden.

Ultraschall

Die Ultraschalluntersuchung ergänzt die körperliche und urodynamische Untersuchung und ermöglicht eine genauere Beurteilung der Harnorgane und ihrer Funktion. Im Ultraschall ist zu erkennen, ob eine Harntransportstörung, Harn- oder Harnleitersteine, Zysten oder Tumore vorliegen. Bei Frauen kann der Arzt auch sehen, ob eine Blasensenkung die Ursache einer Inkontinenz ist.

Mit Hilfe einer Ultraschalluntersuchung der Harnwege, der Blase sowie der Niere können krankhafte Veränderungen an den Organen ausgeschlossen werden. Der Arzt sieht, ob der Urin ungehindert aus den Nieren abfließen kann, außerdem kann er erkennen, ob nach dem Wasserlassen noch Urin in der Harnblase zurückbleibt, der sogenannte Restharn. Dies kann zum Beispiel der Fall sein, wenn sich der Muskel der Blasenwand nicht genügend zusammenzieht, oder wenn die Prostata vergrößert ist.

!

Restharn in der Blase ist ein idealer Nährboden für Bakterien. Wiederkehrende Harnwegsinfektionen können die Folge sein.

Blasenspiegelung

Eine Blasenspiegelung (Zystoskopie) führt man unter anderem bei Verdacht auf eine verengte Harnröhre oder Blasensteine durch. Aber sie ist auch bei immer wiederkehrenden, therapieresistenten Blasenentzündungen sinnvoll, denn schlimmstenfalls kann ein Blasentumor Auslöser der Entzündung sein.

Bei dieser Untersuchung führt der Arzt ein spezielles Endoskop über die Harnröhre in die Blase ein. Währenddessen ist der Patient örtlich betäubt. Bei Frauen ist diese Untersuchung aufgrund der kurzen Harnröhre relativ einfach und schmerzlos. Bei Männern ist es etwas schwieriger. Nach der Untersuchung sollten die Betroffenen viel trinken, damit mögliche Krankheitserreger aus der Blase gespült werden. Infolge der Endoskopie sind Reizungen der Harnröhre möglich. Falls nach einer Blasenspiegelung ein Brennen, Schmerzen beim Wasserlassen oder kleinere Blutungen einige Tage anhalten, sollten Sie einen Arzt aufsuchen.

Elektromyografie

Zusätzlich zu den geschilderten Untersuchungen kann eine Elektromyografie des Beckenbodens durchgeführt werden. Dabei werden die Vorgänge in der Beckenbodenmuskulatur und dem Schließmuskel der Blase dargestellt. Der Arzt sticht feinste Nadelelektroden in die Muskeln, dann überprüft er, ob der Patient Beckenboden und Blase kontrollieren und die Muskulatur der Harnröhre verschließen kann. Diese Untersuchung kann auch mit anderen kombiniert werden.

!

Die Untersuchungen vermitteln dem Arzt ein genaues Bild der Blasenschwäche. So kann er die optimale Therapie einleiten.

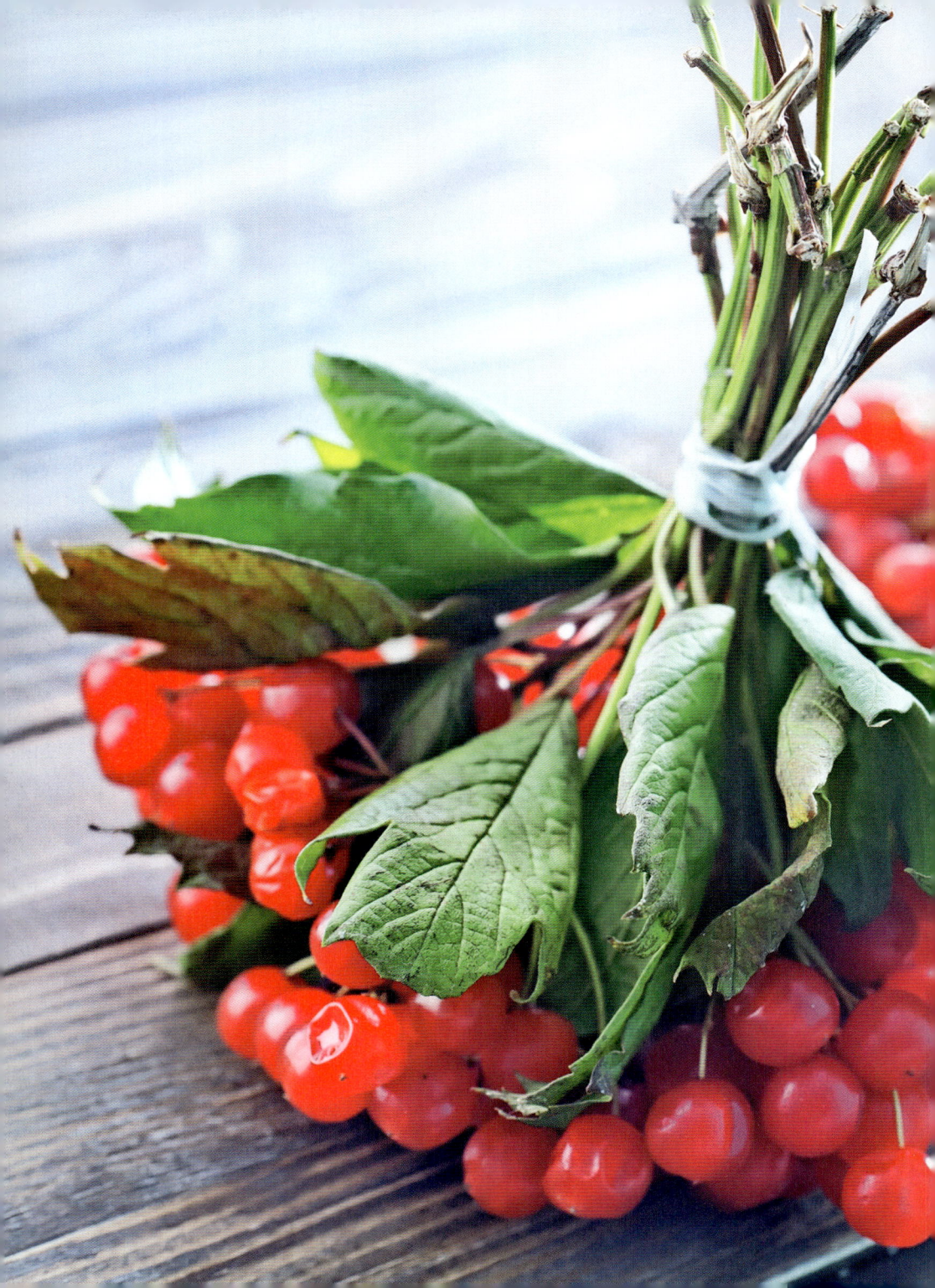

WAS KÖNNEN NATÜRLICHE BEHANDLUNGS-VERFAHREN?

Pflanzliche Stoffe sind in vielen Fällen sehr wirkungsvoll, sie haben jedoch auch ihre Grenzen. Grundsätzlich sollten sie besonnen eingesetzt werden. Bei Blasenproblemen gilt: Sofern die Niere nicht mitbeteiligt ist und kein Blut im Urin auftaucht, kann man versuchen, eine Blasenentzündung mit pflanzlichen Wirkstoffen zu kurieren, zum Beispiel mit speziellen pflanzlichen Antibiotika.

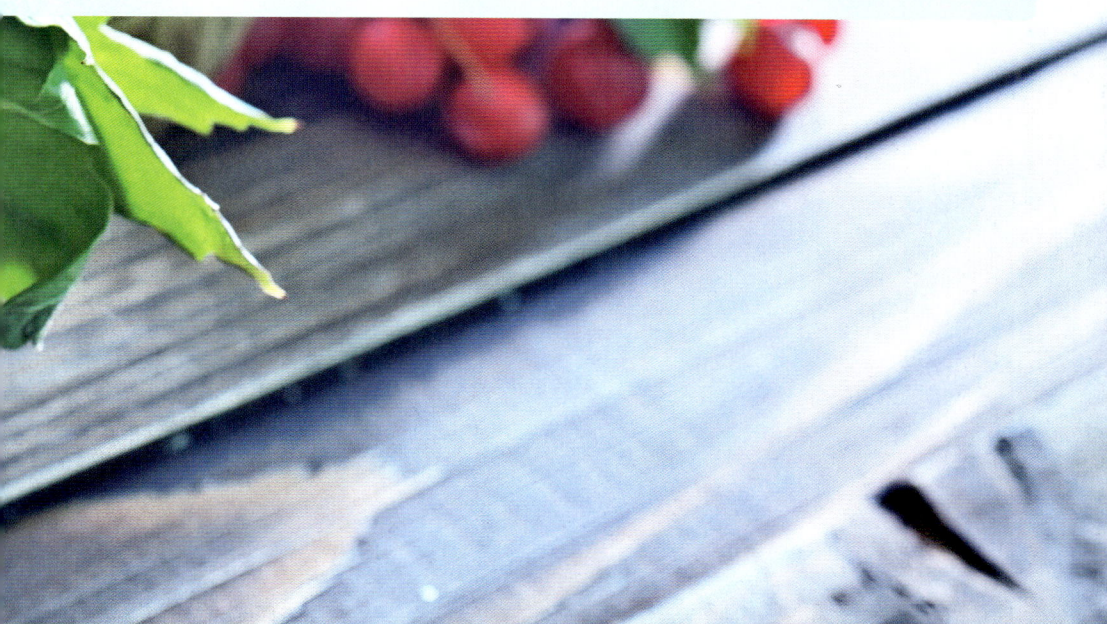

Antibiotika

Antibiotika sind Wirkstoffe, die Bakterien töten oder ihre Vermehrung unterbinden. Sie wirken nicht gegen Viren, Pilze oder Organismen wie den Malariaerreger. Der Begriff kommt aus dem Griechischen und bedeutet wörtlich übersetzt „gegen das Leben".

Als Antibiotika in der ersten Hälfte des 20. Jahrhunderts entdeckt wurden, hatte man das erste Mal in der Menschheitsgeschichte eine wirkungsvolle Waffe gegen Bakterien. Damit konnte und kann noch heute Tausenden von Menschen das Leben gerettet werden.

Neben den synthetisch hergestellten Antibiotika, die vom Arzt verschrieben werden, gibt es einige hoch wirksame pflanzliche Antibiotika. Diese werden von Pflanzen gebildet, die sich selbst mit diesen Stoffen wirkungsvoll gegen Bakterien und andere Schadorganismen zur Wehr setzen. Mit manchen dieser Substanzen können auch wir Menschen uns gegen verschiedenste Bakterienarten verteidigen.

> **!**
>
> Konventionelle Antibiotika wirken nur gegen Bakterien. Anderen Erregern wie Viren, Pilzen etc. können sie nichts anhaben.

Wie wurden Antibiotika entdeckt?

Der englische Wissenschaftler Alexander Fleming suchte gezielt nach Wirkstoffen gegen Bakterien. Dafür züchtete er diese Mikroorganismen und testete, ob eine Substanz deren Absterben verursacht. Durch ein Versehen geriet ein unerwünschter Pilz auf seinen „Bakterienrasen" und tötete in seinem Umfeld alle Bakterien der Versuchsplatte ab. Dies geschah im Jahr 1928 und war die Geburtsstunde von Penicillin. Denn das war die Substanz, die der Pilz ausschied, und die effektiv gegen die Mikroorganismen wirkte.

Das ursprüngliche Penicillin tötete allerdings nicht nur Bakterien – auch die Versuchstiere, denen es verabreicht wurde, überlebten den Test nicht. Folglich betrachtete Fleming seinen Versuch als gescheitert und stellte seine Studien ein.

Rund zehn Jahre später griffen einige Kollegen seine Untersuchungen erneut auf und veränderten das Penicillin chemisch. Dadurch war es für die Versuchstiere nicht mehr tödlich und man konnte es an Menschen testen. 1942 wurde der erste Mensch erfolgreich mit Penicillin behandelt, und in der Folge verloren bisher tödlich verlaufende bakterielle Infektionen ihren Schrecken und galten großenteils als besiegt.

Im Laufe der Zeit wurden weitere Substanzen gefunden, die für Bakterien tödlich sind. Einige davon konnten synthetisch hergestellt und für Menschen nutzbar gemacht werden.

Wirkung und Nebenwirkungen von Antibiotika

Antibiotika wirken, indem sie bakterielle Strukturen, die in Menschen nicht vorkommen, zerstören oder schädigen. So verhindert beispielsweise Penicillin, dass wachsende Bakterien ihre Zellwand ausbilden können. Damit fehlt ihnen die Schutzschicht, die sie davor bewahrt, unbegrenzt Flüssigkeit aus der Umgebung aufzunehmen, und die Bakterien platzen. Andere Wirkungen beruhen darauf, dass keine oder nur eingeschränkt Eiweiße gebildet werden können, die Kraftwerke der Zelle nicht mehr wirken oder ähnliche Funktionen ausgeschaltet werden, die zum Überleben der Krankheitserreger erforderlich sind.

Antibiotika wirken zwar auf Strukturen, die beim Menschen normalerweise nicht vorhanden sind, dennoch haben sie Nebenwirkungen. Denn ganz so fremd sind diese Strukturen nicht. Einzelne Zellbestandteile, die in der menschlichen Zelle vorkommen, waren ursprünglich Bakterien, die eingewandert sind. Sie wurden unter anderem von der menschlichen Zelle mit Nahrung versorgt, dafür lieferten sie zum Beispiel Energie. Irgendwann wuchsen diese Bakterien sozusagen mit dem Wirtsorganismus zusammen, werden von ihm ernährt und mit ihm vermehrt. Auf diese „bakteriellen Überbleibsel" wirken nun die Antibiotika, und das verursacht die unangenehmen Nebenwirkungen.

!

Es können auch Allergien gegen Antibiotika entstehen, und viele Patienten haben Probleme wenn die Darmflora durch sie zerstört wird.

Warum Antibiotika Resistenzen verursachen

Da Antibiotika so gut wirkten, setzte man sie immer und überall ein – auch wenn es sich um reinen Virenbefall handelte, bei dem sie nun einmal nichts ausrichten können. Weil sie so bequem zu verabreichen waren, verwendete man sie auch reichlich in Krankenhäusern. Man wendete die Medikamente also in zu hohen Konzentrationen und häufig falsch an.

Auch in der Massentierhaltung wurden und werden Antibiotika leichtfertig verabreicht. Um die Ansteckungsgefahr zu verringern, wendet man wiederholt Antibiotika auf den gesamten Tierbestand an. Zusätzlich beobachtete man, dass die Tiere unter diesen Bedingungen mehr und schneller Fett ansetzen bzw. die Milchleistung gefördert wird. Also gab man diese „Leistungsförderer" an Kühe, Schweine, Puten und Kaninchen. In der Regel verwendete man andere Antibiotika als für die Behandlung von Menschen und meinte, damit keinen Schaden anzurichten.

Dann geschah das Unvermeidbare: Es entwickelten sich Resistenzen, das heißt, die Bakterien wurden zunehmend unempfindlich gegen die „Wundermittel".

Anfang 2006 verbot man diese Art „Leistungsförderer" in der EU zumindest teilweise, viele andere Länder verwenden sie nach wie vor. Aber trotz Verbot ist der Medikamentenverbrauch zum Beispiel bei der Hühnermast gestiegen. Da braucht man sich nicht zu wundern, dass viele Antibiotika nicht mehr wirken und Infektionskrankheiten wieder tödlich sein können.

> **!**
>
> Man wendete Antibiotika bei Menschen und in der Tierhaltung leichtfertig an. So entwickelten sich Resistenzen.

Antibiotika in uns, um uns und um uns herum

Zusätzlich gelangen Antibiotika und dagegen resistente Bakterien durch Ausscheidungen von Mensch und Tier in die Umwelt, etwa mit dem Abwasser oder mit Klärschlamm und Gülle – und dies ist nur eine von zahlreichen Möglichkeiten. Bis zu 90 Prozent der eingesetzten Antibiotika aus der Tiermast scheiden die Tiere wieder aus.

Mehr als 70 Prozent der Bakterien, die Infektionen in Krankenhäusern verursachen, sind gegen mindestens ein Antibiotikum resistent. Außerdem sind zunehmend Mehrfach-Resistenzen (gegen bis zu zehn und mehr verschiedene Antibiotika) zu beobachten. Wiederholte Therapien mit diesen Medikamenten führen zu einer Zunahme der Unempfindlichkeit.

Was man eigentlich auch schon Jahrzehnte weiß, ist, dass verwandte Bakterienarten Resistenzen auf ihre „Kollegen" übertragen können. Sie begegnen sich zum Beispiel im Darm des Menschen und ergänzen dann wunderbar die hilfreichen Eigenschaften, die sie anderswo oder auch im selben Körper infolge entsprechender Therapien erworben haben. So ist zum Beispiel unser Darmbakterium Escherichia coli mit Salmonellen verwandt. Nicht nur diese können dann mit gegenseitiger Unterstützung zusätzliche Resistenzen erwerben.

Als Ergebnis haben Antibiotika, die bisher beim Menschen eingesetzt wurden, häufig keine Wirkung mehr. Ärzte, die das Problem kennen, untersuchen daher erst einmal, ob ihre Patienten gegen das Antibiotikum, das sie verordnen wollen, resistent sind. Ist dies der Fall, nutzt das Präparat nichts.

Was ist zu tun?

Um der Entwicklung von Antibiotika-Resistenzen entgegenzuwirken, sollte Tierhaltung artgerecht und ohne Medikamenteneinsatz sein, so wie es im ökologischen Landbau üblich ist. Das wäre ein Segen für Tiere und Menschen! Zudem sollten synthetische Antibiotika nur gezielt für mittelschwere und schwerwiegende bakterielle Infektionen eingesetzt werden.

Als wertvolle Hilfe bieten sich die natürlichen Alternativen an, die man aus Pflanzen gewinnen kann. Sie helfen gegen viele Bakterienarten und dazugehörige Krankheiten, und sie wirken oft nicht nur gegen Bakterien, sondern auch gegen Viren und Pilze. Vor allem helfen sie meist, ohne Resistenzen zu verursachen.

Artgerechte Tierhaltung und eine gezielte Anwendung von Antibiotika kann der Entwicklung von Resistenzen entgegenwirken.

Pflanzliche Antibiotika bei Blasenentzündung

Es gibt insbesondere drei Wirkstoffe in verschiedenen Pflanzen, die gegen Blasenentzündung helfen oder ihr vorbeugen.

- Anthocycane und Proanthocyanidine in Preiselbeeren und Cranberrys
- Senföle (Glucosinolate) in Meerrettich und Kapuzinerkresse
- Einfachzucker Mannose

Anthocyane und Proanthocyanidine in Preiselbeeren und Cranberrys

Preiselbeeren (lat. Vaccinium vitis idaea), auch Krons- oder Riffelbeeren genannt, gehören zur Familie der Heidekrautgewächse (Erikazeen). Sie haben ein helles, knackig-festes Fruchtfleisch und einen frischen, fruchtig-herben Geschmack. Für Preiselbeersaft werden die Beeren in der freien Natur in Skandinavien, Polen etc. gepflückt. Sie gedeihen nur an ihrem natürlichen Standort und werden nicht kultiviert. Man sammelt sie zwischen Juli und September.

Die mit der europäischen Heidelbeere und Preiselbeere verwandte Cranberry (lat. Vaccinium macrocarpon) wird auch als Großfrüchtige Moosbeere bezeichnet. Sie wächst in den Hochmooren Nordamerikas und wird dort kultiviert. Schon bei den Ureinwohnern Nordamerikas war sie ein bedeutendes und geschätztes Nahrungsmittel. Sie unterscheidet sich von unserer Preiselbeere durch ihre Kultivierbarkeit und auch ihr Aussehen ist etwas anders.

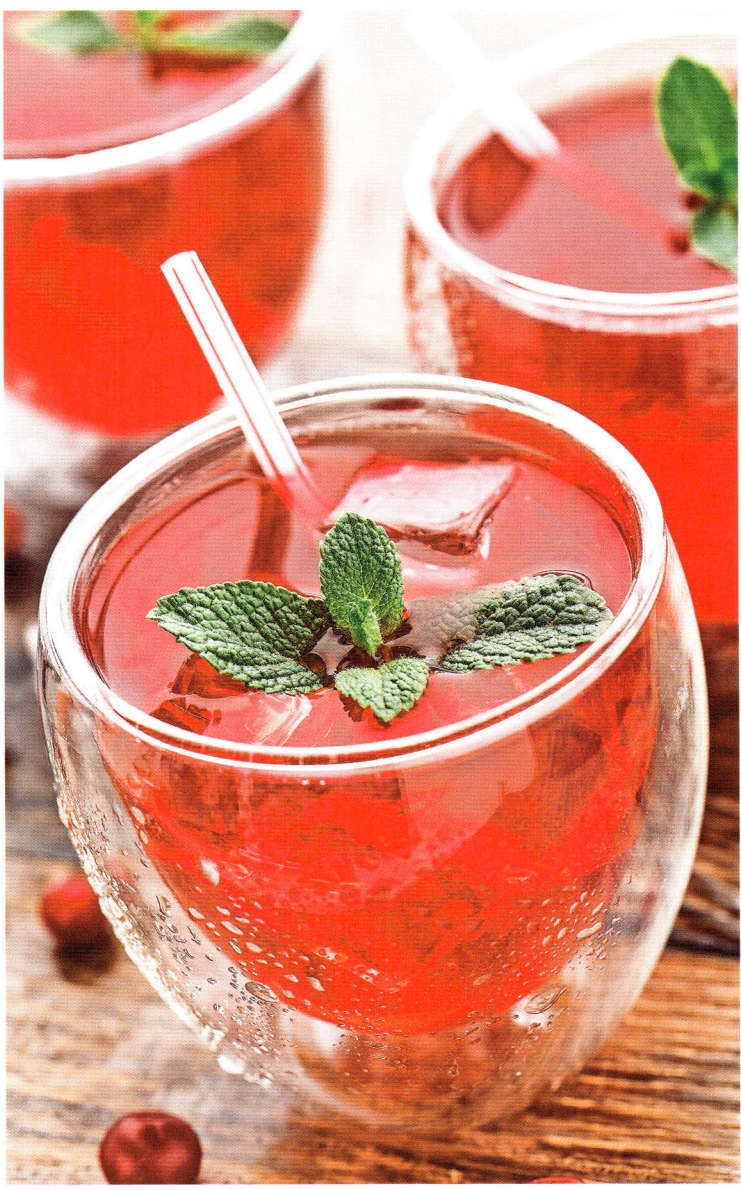

Mit Cranberrysaft kann man einer beginnenden Blasenentzündung sehr gut begegnen.

Wirkungsweise

Sowohl Preiselbeeren als auch Cranberrys enthalten die natürlichen Farbstoffe Anthocycane und Proanthocyanidine (PAC). Beide Substanzen bewirken, dass die Anhängsel auf der Zelloberfläche der Escherichia-coli-Bakterien verkleben. Mit diesen sogenannten Pili halten sich die Bakterien an der Blasenwand fest. Sind diese Pili jedoch verklebt, können sich die Bakterien nicht mehr festhalten und werden beim nächsten Entleeren der Blase „hinausgespült".

Ein weiterer Vorteil der gesunden Beeren ist, dass die Bakterien nicht resistent, das heißt unempfindlich gegen sie, bzw. ihre Wirkstoffe werden. Denn die Beeren töten die winzigen Störenfriede nicht ab, daher entwickeln diese auch keine Resistenz. Die Inhaltsstoffe in den Beeren wirken also, wann immer man das will, und dies auch noch besonders schnell: Bereits 2 Stunden nach der Aufnahme der Inhaltsstoffe beginnen sie zu helfen. Nach 8 bis 12 Stunden nimmt ihre Wirkung jedoch wieder ab, dann muss man sie erneut zuführen.

Haben sich also Darmbewohner wie Escherichia coli oder andere Bakterien in Ihrer Blase eingenistet, können Sie versuchen, sie auf natürliche Weise wieder loszuwerden, bevor sich eine gefährliche Entzündung festsetzt. Üblicherweise wirken die pflanzlichen Antibiotika schon nach einem Tag. Dauert es länger, kann die Angelegenheit gefährlich werden und Sie sollten unbedingt einen Arzt aufsuchen. Dies sollten Sie sowieso tun, um zu kontrollieren, ob die Methode gewirkt hat.

Einnahme als Saft oder Nahrungsergänzungsmittel

Wissenschaftlich abgesichert ist, dass man der beginnenden Blasenentzündung, die durch Escherichia coli verursacht ist, mit Preiselbeeren und Cranberrys wirksam begegnen kann. Dazu trinken Sie am besten 100-prozentigen Fruchtsaft oder „Muttersaft" in reiner Qualität, ohne Zusatz von Zucker, Geschmacksverbesserungen oder Konservierungsstoffen. Den Muttersaft erhalten Sie im Naturkost- oder Bioladen zum Beispiel von Beutelsbacher. Marmelade und ähnliche Produkte sind durch die Verarbeitung (Erhitzung, Zuckerzusatz) nur noch begrenzt wirksam, da die wertvollen Inhaltsstoffe dann bereits sehr reduziert bzw. verdünnt sind.

> **!**
>
> Trinken Sie zur Vorbeugung von Blasenentzündung täglich 0,2 Liter Cranberry- oder Preiselbeersaft. Sie können auch getrocknete Cranberrys im Müsli oder pur essen.

Preiselbeersaft schmeckt nicht allen

Preiselbeeren und ihr Saft wirken definitiv, sind aber leider nicht besonders schmackhaft. Manche trinken den Saft gerne oder bereiten damit Süßspeisen zu. Auch den Saft zu süßen und mit Wasser zu verdünnen kann helfen. Wer jedoch den Saft gar nicht mag, der kann auch auf Tabletten ausweichen. Hier gibt es Präparate, die aus einem Konzentrat von Preiselbeeren bzw. Cranberrys gewonnen werden, zusätzlich fügt man oft noch natürliches Vitamin aus der Acerola-Kirsche hinzu, um den lästigen Bakterien endgültig den Geschmack zu verderben. Das Präparat hilft ebenso gut wie der Preiselbeersaft, die Häufigkeit der Blasenentzündung zu reduzieren. Es ist allerdings teurer.

Cranberry-Präparate werden in der Regel als Nahrungsergänzungsmittel verkauft. Achten Sie dabei darauf, dass die enthaltene Menge an Proanthocyanidinen (PAC) angegeben ist. Um die Anzahl der Harnwegsinfektionen zu verringern, ist laut der französischen Agentur für Lebensmittelsicherheit AFSSA eine Mindestmenge von 36 Milligramm PAC am Tag erforderlich. Das entspricht 29 Gramm frischen Cranberrys. Die Angabe „1.200 mg Cranberrykonzentrat" hilft dagegen wenig, da sich damit nicht auf die ursprünglich eingesetzte Menge an Cranberrys zurückrechnen lässt. Die von der AFSSA geforderte Mindestmenge an PACs enthält zum Beispiel eine Kapsel Gesundform „Cranberry-36" VegaCaps (nur in Apotheken erhältlich, PZN Deutschland: 04552618 (40 Kapseln) und 06059460 (60 Kapseln), bzw. Öster-

> **!**
>
> Studien haben ergeben, dass Cranberry-Präparate nicht geeignet sind, akute Harnwegsinfekte zu behandeln. Doch zur Vorbeugung haben sie in vielen Fällen geholfen.

reich: PZN 3668187 und 3668282). Bei diesem Präparat haben Sie zudem den Vorteil, dass die Kapseln nicht aus tierischer Gelatine, sondern aus pflanzlicher Cellulose bestehen. Da immer noch nicht völlig ausgeschlossen ist, dass durch Gelatine die Creutzfeldt-Jakob-Krankheit übertragen wird, haben Sie damit eine zusätzliche Sicherheit.

Senföle gegen wiederkehrende Harnwegsinfekte

Senföle (Glucosinolate) sind charakteristische Inhaltsstoffe von Pflanzen aus der Familie der Kreuzblüten- und Kapuzinerkressengewächse. Sie kommen zum Beispiel in verschiedenen Kohlarten, Brokkoli, Rettich, Senf, Raps und Kresse vor. Werden die Zellen dieser Pflanzen verletzt, setzt das pflanzeneigene Enzym Myrosinase Senföle frei, die die Pflanze vor Fraßschäden und mikrobiellem Befall schützen. Die sogenannten Isothiocyanate der Senföle können nicht nur die Vermehrung von Bakterien hemmen, sondern wirken auch gegen Viren und Pilze. Für die Abbauprodukte der Glucosinolate wurden auch krebshemmende Eigenschaften nachgewiesen.

> **!**
>
> Senföle werden bereits seit Jahrzehnten erfolgreich zur Behandlung der Harnwege eingesetzt.

Die Senföle zirkulieren nach ihrer Aufnahme ins Blut in unserem Kreislauf und reichern sich schließlich in den Ausscheidungsorganen, der Harnblase und der Lunge, an. Dort töten sie entzündungsverursachende Bakterien und andere Krankheitserreger ab. Dadurch, dass diese pflanzlichen Wirkstoffe bereits im oberen Darmabschnitt ins Blut gelangen, greifen sie die „guten" Darmbakterien nicht an. Die im Darm natürlich vorkommenden Bakterien sind für unsere Verdauung und ein funktionierendes Immunsystem wichtig. Während sie durch den häufigen Gebrauch klassischer Antibiotika nachhaltig geschädigt werden, trifft dies für die Senföle nicht zu.

Die gute Wirksamkeit und Verträglichkeit der Senföle wurde in zahlreichen Studien belegt. Resistenzen kennt man bisher trotz jahrzehntelanger Anwendung keine. Untersuchungen zeigten, dass Patientinnen mit stetig wiederkehrenden Harnwegsinfekten deutlich seltener erneut an einer Blasenentzündung erkranken, wenn sie Senföle einnehmen. Senföle werden bereits seit Jahrzehnten zur Behandlung von Harnwegsinfekten eingesetzt, außerdem helfen sie bei Infekten der Atemwege.

Es ist nicht möglich, eine wirksame Menge an Senfölen über Lebensmittel einzunehmen. Daher bekommt man Meerrettich und Kapuzinerkressenkraut in kombinierter und konzentrierter Form rezeptfrei in der Apotheke (siehe Kapuzinerkressenkraut und Meerrettichwurzel, Angocin®, siehe Seite 58).

Vorbeugen mit Zucker: Mannose

Im Jahr 2013 konnte man in der Ärztezeitung von einer kontrollierten Studie mit einem speziellen Einfachzucker, der D-Mannose (chemisch korrekt: α-D-Mannose) lesen. Man hatte herausgefunden, dass dieser Zucker einer wiederholten Blasenentzündung vorbeugen kann. Die Untersuchung bestätigte, dass D-Mannose sich ebenso gut wie das Antibiotikum Nitrofurantoin zur Prophylaxe von Harnwegsinfekten bei Frauen eignet. Der Vorteil des Zuckers: weniger Nebenwirkungen und keine Resistenzbildung – und dies bei wiederholten Harnwegsinfekten. In der Studie erhielten etwa 100 Frauen täglich 2 Gramm Mannose in 200 Millilitern Wasser. Als Nebenwirkung wurde nur bei 8 bis 10 Prozent der Frauen Durchfall beobachtet.

Mannose nimmt man als Pulver ein. Er entsteht aus Traubenzucker, ist ungefähr halb so süß und kommt ganz natürlich in zahlreichen Pflanzen vor.

Wie die Preiselbeeren und Cranberrys scheint Mannose zu verhindern, dass sich die lästigen Escherichia-coli-Bakterien mit ihren Zellanhängseln (Pili) an die Blasenwand anheften, denn die entsprechenden Stellen werden von Mannose besetzt. Eine andere Erklärung ist diejenige, dass sich der Zucker an die Anhängsel der Bakterienwand bindet und damit verhindert, dass sich die Keime an der Blasenwand anheften können. Deshalb kann er auch bei einer bereits vorhandenen Blasenentzündung nicht wirken, denn dann haben sich die lästigen Untermieter bereits in der Blasenwand eingenistet.

Mannose wird von unserem Körper nicht verstoffwechselt und als Ganzes wieder über den Urin ausgeschieden. Das bedeutet, dass er auch für Zuckerkranke geeignet ist und für Leute, die abnehmen, aber süß essen wollen. Er ist als Nahrungsergänzungsmittel erhältlich, das auch hauptsächlich zur Vorbeugung einer Blasenentzündung gekauft wird.

In der erwähnten Studie wurden von den Versuchsteilnehmern täglich 2 Gramm Mannose – weniger als ein halber Esslöffel – eingenommen. Andere Empfehlungen lauten auf 2 Esslöffel pro Tag. Das heißt: Testen Sie selbst, was Ihnen guttut. Am besten beginnen Sie mit täglich einem halben Teelöffel und steigern die Menge jeden Tag, bis Sie 2 Gramm erreicht haben. Eine zeitliche Beschränkung gibt es nicht. Manche nehmen das Zuckerpulver jahrelang ohne Nebenwirkungen.

In der EU ist die Substanz frei erhältlich (Internet, Apotheken), sie ist allerdings recht teuer. Das vergleichsweise günstiges Produkt „Natural D-Mannose Powder" von ZeinPharma, das völlig natürlich aus Birkenholz gewonnen wird, erhalten Sie in Apotheken oder über das Internet.

> **!**
>
> Die Kosten für die relativ teure Mannose werden von den Krankenkassen nicht übernommen.

Wirksame Heilpflanzen bei Erkrankungen der Harnwege

Seit dem 1. April 2004 werden pflanzliche Heilmittel von den gesetzlichen Krankenkassen nicht mehr bezahlt. Das bedeutet aber nicht, dass Heilkräuter nicht wirken, ganz im Gegenteil. Bis zur Verabschiedung des entsprechenden Gesetzes waren über 80 Prozent der Prostatamittel pflanzlicher Herkunft. Ähnliches gilt für die Heilkräuter zur Behandlung der Reizblase. Für viele Beschwerden rund um die Blase stehen synthetische Arzneimittel gar nicht zur Verfügung, jedoch viele Heilkräuter, die wirklich helfen. Doch diese muss man selbst bezahlen.

Die gute Nachricht ist, dass es eine große Auswahl an überaus wirksamen Heilpflanzen gibt. Welche das sind und was sie können, erfahren Sie auf den folgenden Seiten. Dabei geht es im Wesentlichen um zwei Gruppen: zum einen um Heilpflanzen, die für eine Durchspülungstherapie geeignet sind, zum andern um Heilpflanzen, die harndesinfizierend wirken. Neben diesen heimischen Pflanzen gibt es auch in anderen Teilen der Welt diverse Pflanzen mit heilender Wirkung. Vier davon stelle ich Ihnen am Ende des Kapitels vor.

Heilpflanzen für Ihre Blasengesundheit

Arzneipflanzen bilden mit etwa 12.000 Arten den größten Anteil der Nutzpflanzen. Ihre Zusammensetzung variiert je nach Pflanzenart, die Inhaltsstoffe verleihen den Kräutern den charakteristischen Geruch und enthalten gleichzeitig die medizinisch wirksamen Bestandteile, die noch gar nicht alle erforscht sind. Vor allem im Regenwald und im Meer verbergen sich unbekannte Arzneien. Die Naturvölker nutzen viele dieser Heilpflanzen seit Jahrhunderten, ohne dass sie wissenschaftlich untersucht wurden. Insgesamt gibt es gerade rund um die Blase viele Heilkräuter, die großartige Hilfe leisten – meist ohne Nebenwirkungen zu verursachen. Allerdings sind Wechselwirkungen mit chemischen Präparaten möglich, daher sollten Sie Ihren Arzt darüber informieren, welche Kräuter Sie einsetzen.

> **!**
>
> Es gibt viele Heilkräuter, die bei Problemen rund um die Blase großartige Hilfe leisten – meist ohne Nebenwirkungen zu verursachen.

Wirkungsvolle Substanzen in Heilpflanzen

Ätherische Öle wirken unter anderem keimtötend. Sie sind zum Beispiel in Hopfen, Johanniskraut, Schafgarbe und Wacholder enthalten.

Gerbstoffe helfen bei Entzündungen und sind zum Beispiel in Hopfen und Preiselbeeren enthalten.

Flavonoide gehören zu den sogenannten sekundären Pflanzenstoffen, die die Pflanze nicht zum Überleben braucht, ihr jedoch einen Überlebensvorteil bieten. So hemmen Flavonoide das Wachstum von Bakterien und beeinflussen unser Immunsystem positiv. Ackerschachtelhalm, Bärentraube, Goldrute, Löwenzahn und Petersilie enthalten viele Flavonoide.

Saponine sind ebenfalls sekundäre Pflanzenstoffe, schmecken häufig bitter und wirken unter anderem entwässernd. Sie sind zum Beispiel in Ackerschachtelhalm, Birke, Goldrute und Heidekraut enthalten.

Vitamine haben unterschiedliche Wirkung und kommen in verschiedenen Mengen in den Pflanzen vor. Zum Beispiel stärkt Vitamin C die körpereigenen Abwehrkräfte und ist reichlich in Petersilie und Preiselbeeren enthalten.

Anwendung der Heilpflanzen

Verwenden Sie Heilkräuter möglichst kurmäßig und nicht auf Dauer, da die Folgen einer langfristigen Einnahme oft nicht untersucht sind. Die Abwechslung ist kein Problem, denn es gibt zahlreiche Heilpflanzen für fast alle Beschwerden rund um die Blase und die Prostata. Ist die eine Packung aufgebraucht, können Sie die Heilpflanze wechseln.

Sollte Sie konventionelle Antibiotika einnehmen, so können Sie die Behandlung mit Heilpflanzen ergänzen. Bereits während der Antibiotikabehandlung ist eine Durchspülungstherapie empfehlenswert, das heißt: möglichst viel trinken, um die Bakterien auszuschwemmen. Dies sollten Sie auch nach Absetzen der Antibiotika für einen Monat fortsetzen, um insbesondere die Colibakterien restlos aus der Blase zu entfernen und einen neuerlichen Befall zu verhindern.

Heilkräuter lassen sich auf verschiedene Art und Weise verwenden. Die gängigste Variante ist der Tee oder Aufguss. Der Frischtee wird aus frischen Blättern, Blüten oder Wurzeln hergestellt, in der Regel verwendet man jedoch getrocknete Pflanzen oder Pflanzenteile. Die wichtigen Wirkstoffe des jeweiligen Krauts sind nicht gleichmäßig über die Pflanze verteilt, deshalb macht es einen Unterschied, ob man Blätter, Stängel, Blüten oder Wurzeln verwendet.

!

Sie können Ihre Heiltees selbst mischen, aber auch auf fertige Mischungen zurückgreifen.

Heilpflanzen können ergänzend zu Antibiotika eingenommen werden.

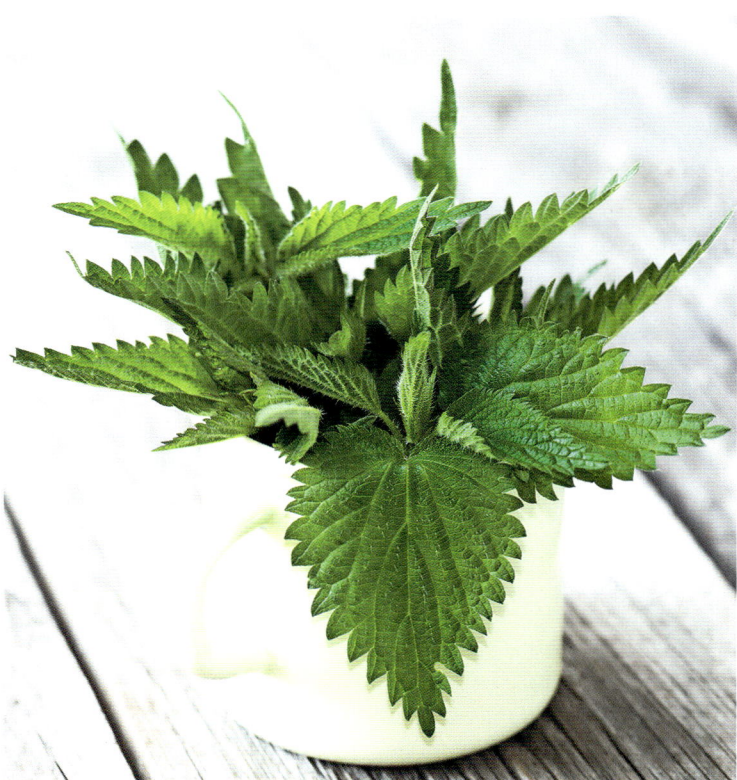

Achten Sie auf Qualität

Viele Kräuter, Tees und Teemischungen mit heilender Wirkung bekommt man günstig im Lebensmittelhandel, in Bioläden oder Drogerien. Häufig reichen jedoch Tees oder Kräuter, die als Lebensmittel deklariert sind, nicht aus. Denn als Lebensmittel wird das Heilkraut nur auf seine Reinheit und etwaige Giftrückstände überprüft, nicht auf seine Wirkstoffe.

Daher sollten die Kräuter, die Sie für Ihre Tees verwenden, Arzneibuchqualität haben, denn nur dies garantiert einen ausreichenden Wirkstoffgehalt. Sie erhalten sie in der Apotheke und im Reformhaus. Kräuter bekommen das Etikett Arzneibuchqualität (DAB = Deutsche Arzneibuchqualität oder Ph.Eur. = Europäische Arzneibuchqualität), nachdem sie in der Apotheke oder auch durch spezielle Untersuchungslaboratorien getestet wurden: auf Identität, auf Reinheit sowie auf den Gehalt spezieller Inhaltsstoffe. So darf beispielsweise Kamillentee als arzneilicher Tee nur Kamillenblüten, aber kein Kamillenkraut enthalten, ein Pfefferminztee nur Blätter, aber keine Stengelanteile.

> **!**
> Bewahren Sie Arzneitees dunkel, trocken und nicht länger als ein Jahr auf. Sie verlieren mit der Zeit ihre Wirkung.

Heilpflanzen für die Durchspülungstherapie

Für die Durchspülungstherapie sind Heiltees am besten geeignet, die Keime werden durch die erhöhte Flüssigkeitsmenge ausgeschwemmt. Empfehlenswert sind Kräuter, die harntreibend wirken, sogenannte Aquaretika.

Bevor Sie mit einer Durchspülungstherapie beginnen, sollten Sie Ihren Urin untersuchen lassen. Bei einer geringen Keimzahl im Urin und unproblematischen Keimen reicht die alleinige Therapie mit den Aquaretika aus. Sind die Keimzahlen höher und haben Sie zudem Fieber und/oder sind Problemkeime aufgefunden worden, sind harndesinfizierende Heiltees (ab Seite 63) zur

> **!**
> Pflanzliche Aquaretika steigern den Harnfluss auf sanfte Weise und sind auch zur Langzeittherapie geeignet.

Unterstützung gut. So hat es sich bei einfachen Harnwegsinfekten bewährt, Heilkräuter aus der Durchspülungstherapie und harndesinfizierend wirkende Heilkräuter in halbtägigem Wechsel anzuwenden (z. B. morgens Bärentraubenblätterextrakt und nachmittags Goldrutenkrautextrakt). Den Erfolg sollte man beim Arzt überprüfen lassen.

Wichtig: Bei der Durchspülungstherapie müssen Sie insgesamt etwa 2 Liter pro Tag trinken. Neigen Sie infolge eingeschränkter Herz- oder Nierentätigkeit zu Ödemen, ist diese Therapie nicht für Sie geeignet.

Ackerschachtelhalm
Die Wirkstoffe des Ackerschachtelhalmes sind Kieselsäure, Saponine, Flavonoide, Kalzium, Kalium und Magnesium.
Teezubereitung: Der Schachtelhalm muss mindestens 20 Minuten gekocht werden, damit sich die Kieselsäure herauslöst.

Birkenblätter
Er werden die getrockneten Blätter der Birke, aber auch ihre Blattknospen verwendet. Sie kommen vorwiegend aus Eurasien, China und Russland. Inhaltsstoffe sind vor allem Flavonoide und weitere Polyphenole, Triterpensaponine, Gerbstoffe, Bitterstoffe, Magnesium und Vitamin C. Die Inhaltsstoffe wirken entspannend und kräftigend auf die Muskulatur der Blase. Birkenblätter wirken entwässernd, ohne dabei die Niere zu reizen.
Tagesdosis: Für die Durchspülungstherapie benötigen Sie täglich insgesamt 6 bis 10 Gramm Birkenblätter. In der gesamten Tagesdosis sollten 150 bis 200 Milligramm Gesamtflavonoide enthalten sein, daher sollten Sie Ware bevorzugen, die diesen Gehalt garantiert (Apotheke, Reformhaus).
Teezubereitung: 1 bis 2 Esslöffel mittelfein geschnittene getrocknete Blätter mit 150 Millilitern kochendem Wasser übergießen,

10 Minuten ziehen lassen, abseihen. 3- bis 4-mal täglich zwischen den Mahlzeiten eine Tasse warm trinken.

Andere Darreichungsformen: Birkenblätter gibt es auch in Form von Dragees, Heilpflanzensaft und Brausetabletten. Die Dragees sind für die Durchspülungstherapie nicht geeignet, aber der Saft und die Brausetabletten können aus praktischen Gründen eine gute Alternative zum Tee sein. Achten Sie auch hier auf den Wirkstoffgehalt.

Mischungen: Birkenblätter werden gerne mit anderen Kräutern gemischt, zum Beispiel mit Goldrutenkraut oder mit harndesinfizierenden Heilkräutern. Diese Kombination können Sie selbst herstellen, es gibt aber auch fertige Teemischungen, Teegranulate und Tinkturen.

Brennnesselkraut und -blätter

> **!**
>
> Wenn Sie einen empfindlichen Magen haben, sollten Sie aufpassen: Die Brennnessel kann Magenprobleme hervorrufen.

Von der Brennnessel verwendet man die Blätter, die meistens aus Wildvorkommen in Mittel- und Osteuropa stammen. Die Inhaltsstoffe sind: Vitamin C, verschiedene Mineralstoffe, wie Kieselsäure und Kalium, sowie Flavonoide. Vorsicht vor Produkten, die viele Stängel enthalten! Hier ist der Wirkstoffgehalt nicht ausreichend. Brennnesselkraut und -blätter wirken harntreibend aufgrund ihres hohen Kaliumgehaltes.

Die übliche **Tagesdosis** sind 8 bis 12 Gramm Brennnesseln.

Teezubereitung: Für einen Tee übergießen Sie 2 Teelöffel fein geschnittene Brennnesselblätter mit 150 Millilitern kochendem Wasser. 10 Minuten ziehen lassen, anschließend abseihen. Davon trinken Sie 6- bis 8-mal täglich 1 Tasse heiß.

Andere Darreichungsformen und Mischungen: Alternativ nehmen Sie 3-mal täglich 1 Esslöffel Frischpflanzenpresssaft, den Sie im Reformhaus bekommen.

Mischungen: Brennnesselblätter werden gerne zu gleichen Mengen mit Goldrutenkraut kombiniert. Bewährt hat sich die abwechselnde Einnahme von Brennnesseln und Brunnenkresse in

Brennnesselblätter
wirken harntreibend.

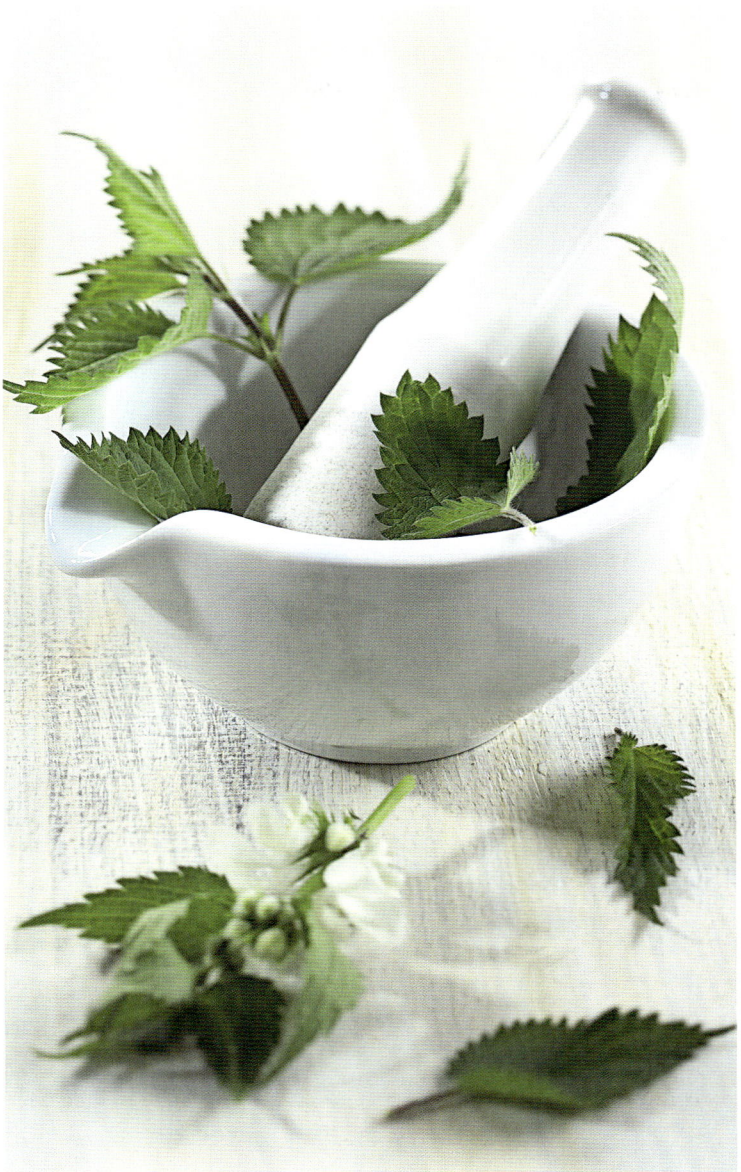

Form von Frischpflanzenpresssaft: Trinken Sie morgens und nachmittags Brennnesselsaft, mittags Brunnenkressesaft.

Samenfreie Gartenbohnenhülsen

Hier handelt es sich um die Schalen bzw. Hülsen der klassischen Gartenbohne. Sie sind unter der Bezeichnung samenfreie Gartenbohnenhülsen oder auch als Bohnenschalen-Tee im Handel erhältlich.

Eine **Tagesdosis** beträgt 5 bis 15 Gramm.

Zubereitung: 1 Esslöffel der zerkleinerten Hülsen mit 150 Millilitern kochendem Wasser übergießen, ca. 10 Minuten ziehen lassen und abseihen. Zwischen den Mahlzeiten jeweils 1 Tasse frisch zubereiteten Tee trinken.

Andere Darreichungsformen: Es gibt zwar keine Fertigarzneimittel mit samenfreien Gartenbohnenhülsen, Sie bekommen sie jedoch in der Apotheke.

Mischungen: Geeignete Fertigkombinationen sind eine Mischung mit ähnlich wirkenden Heilkräutern in gleichen Teilen, zum Beispiel mit Birkenblättern, Goldrutenkraut und Orthosiphonblättern.

> **!**
>
> Zusätzlich zu Heilpflanzentees und -säften trinken Sie bei der Durchspülungstherapie reichlich Wasser. Das Ziel sind 2 Liter Flüssigkeit pro Tag.

Goldrutenkraut und Echtes Goldrutenkraut

Es wird das blühende Kraut der Goldrute verwendet, dabei ist die „Echte Goldrute" (Solidaginis virgaureae herba) vorzuziehen. Ihre Wirkstoffe sind Saponine, Flavonoide, Gerbstoffe und ätherisches Öl.

Das Goldrutenkraut wirkt entwässernd, entzündungs- und keimhemmend sowie leicht krampflösend, schmerzlindernd, antibakteriell und schützt vor den negativen Wirkungen von Sauerstoff. Die Wirksubstanzen befinden sich in den Blättern und Blüten. Daher sollte der Stengelanteil des Heilkrauts unter 20 Prozent liegen, damit genügend wirksame Inhaltsstoffe vorhanden sind.

Die **Tagesdosis** liegt bei 6 bis 12 Gramm. Sie sollten 40 bis 50 Milligramm Flavonoide enthalten.

Teezubereitung: 1 bis 2 Teelöffel fein geschnittenes Heilkraut mit 150 Millilitern heißem Wasser übergießen, etwa 10 Minuten ziehen lassen und abseihen. 3- bis 5-mal täglich 1 Tasse trinken.

Andere Darreichungsformen: Es gibt zahlreiche Fertigarzneimittel mit Gildrutenkraut, Filmtabletten, Hartkapseln und Lösungen.

Mischungen: Eine Kombination mit anderen Heilkräutern wie Orthosiphonblättern und Hauhechelwurzel ist sinnvoll, auch da gibt es Fertigarzneimittel. Teemischungen mit Brennnesseln und Birkenblättern werden häufig verwendet.

Hauhechelwurzel

Die Hauhechelwurzel wirkt entspannend und kräftigend auf die Muskulatur der Blase. Ihre Wirkstoffe sind ätherisches Öl und Gerbstoffe.

Die mittlere empfohlene **Tagesdosis** liegt bei 6 bis 12 Gramm, die Einzeldosis bei 2 Gramm der Heilpflanze.

Teezubereitung: 1 Teelöffel zerkleinertes Heilkraut mit 150 Millilitern kochendem Wasser übergießen, etwa 10 bis 20 Minuten ziehen lassen und abseihen. Bis zu 6-mal täglich 1 Tasse trinken.

Andere Darreichungsformen: Fertigarzneimittel gibt es nicht, aber in der Apotheke erhält man die Hauhechelwurzel als Teerezeptur.

Mischungen: Eine Kombination mit anderen harntreibenden Heilkräutern wie Goldrutenkraut oder Orthosiphonblättern bzw. harndesinfizierenden Heilkräutern wie Bärentraubenblättern ist sinnvoll. Es gibt entsprechende Fertigarzneimittel.

Heidekraut

Heidekraut enthält Gerbstoffe, verschiedene Mineralstoffe, zum Beispiel Kalzium, bestimmte Enzyme und Saponine.

Teerezept: 1 bis 2 Teelöffel Heidekraut-Blüten mit 150 Millilitern kochendem Wasser überbrühen, 10 Minuten ziehen lassen. Mehrmals am Tag eine Tasse trinken.

Aquaretika: Heilpflanzen für die Durchspülungstherapie

HEILKRAUT	ZU BEACHTEN	SONSTIGE WIRKUNGEN
Ackerschachtelhalm (Equisetum arvense)		Hilft auch bei Nierenleiden
Birkenblätter (Betulae folium)	Wichtig ist der Mindestgehalt an 1,5 % Gesamtflavonoiden und eine ausreichende Dosierung	Helfen auch bei Nierengrieß, bei Reizblase und bakteriellen Entzündungen, auch zur Vorbeugung, durchspült auch die Nieren
Brennesselkraut und -blätter (Urtica herba/-folium)	Bevorzugt wird ein Frischpflanzensaft, da er den höchsten Gehalt an wirksamen Mineralstoffen aufweist, insbesondere an Kalium	Anwendung auch bei Harnsteinen und Prostatabeschwerden, wirkt entzündungshemmend und hilft auch bei Nierengrieß
Samenfreie Gartenbohnenhülsen (Phaseoli fructus sine semine)		
Goldrutenkraut (Solidaginis herba)	Die „echte" Goldrute (Solidago virgaurea) ist die wirksamere und klinisch besser geprüfte Goldrutenart. Verkauft wird auch das Riesengoldrutenkraut (Solidago gigantea)	Krampflösend, schmerzlindernd, hilft auch bei Reizblase, Harnsteinen sowie Nierengrieß, Nierenentzündungen und verminderter Harnausscheidung
Hauhechelwurzel (Ononidis radix)		Bei Harn- und Nierensteinen sowie Nierengrieß hilfreich und vorbeugend, hilft auch bei einer Reizblase
Heidekraut (Calluna vulgaris)		

HEILKRAUT	ZU BEACHTEN	SONSTIGE WIRKUNGEN
Schwarze Johannisbeer-blätter (Ribis nigri folium)		Vorbeugend bei Nierengrieß
Löwenzahn (Taraxacum officinale)		Hilft bei Reizblase und Nieren-problemen
Liebstöckelwurzel (Levistaci radix)	Nicht bei akuten Nierenerkran-kungen einsetzen!	Bei Harnsteinen hilfreich und vorbeugend gegen Nierengrieß
Orthosiphonblätter (Orthosiphonis folium)	Auch unter der Bezeichnung indischer Nierentee im Handel	Hilft bei Harnsteinen und Nierengrieß
Petersilienkraut und -wurzel (Petroselini herba/radix)	Nicht bei entzündlichen Nierenerkrankungen und in der Schwangerschaft anwenden!	Hilft bei Nierengrieß, Blasen-schwäche, Blasen- und Nierensteinen
Queckenwurzelstock (Graminis thizoma)	Obwohl ein weit verbreitetes und unerwünschtes Ackerun-kraut ist es wirksam, und ist auch aus der Erfahrungsheil-kunde bekannt	Vorbeugend bei Nierengrieß und gutartiger Prostata-vergrößerung Stadium I–II
Schachtelhalmkraut (Equiseti herba)	Auch unter der Bezeichnung Zinnkraut erhältlich. Vorsicht: Der Sumpfschachtelhalm ist das falsche Heilkraut!	Krampflösend, schmerzlin-dernd, auch bei Harnsteinen und Nierengrieß hilfreich
Spargelwurzelstock (Asparagi rhizoma)	Siehe Seite 104, Harn- und Blasensteine	Wirkt vorbeugend gegen Nierengrieß
Wachholderbeeren (Juniperi fructus)	Nicht bei entzündlichen Nierenerkrankungen anwenden und nicht während einer Schwangerschaft! Vorsicht vor minderwertigem Wacholderöl! Es schädigt unter Umständen die Nieren.	

Schwarze Johannisbeerblätter

Eine durchspülend wirkende, entspannende und antioxidative
Wirkung wurde in Studien nachgewiesen.

Die mittlere empfohlene **Tagesdosis** der schwarzen Johannisbeerblätter liegt bei ca. 8 Gramm Blättern, die Einzeldosis liegt
bei ca. 2 Gramm.

Teezubereitung: 1 gehäufter Teelöffel Blätter mit 150 Millilitern
kochendem Wasser übergießen, etwa 10 Minuten ziehen lassen
und abseihen. Mehrmals täglich 1 Tasse zwischen den Mahlzeiten trinken.

Andere Darreichungsformen: Fertigarzneimittel gibt es damit
nicht.

Mischungen: Eine Kombination mit anderen harntreibenden
Heilkräutern wie Birkenblättern, Goldrutenkraut bzw. harndesinfizierenden Heilkräutern wie Bärentraubenblättern zu gleichen
Teilen ist sinnvoll. Fertigkombinationen sind leider nicht erhältlich.

Liebstöckelwurzel

Die Liebstöckelwurzel wirkt krampflösend. Bei einer akuten Entzündung der Nieren sollte die Wurzel jedoch nicht angewendet
werden. Da das Kraut die Lichtempfindlichkeit verstärkt, sollte
während seiner Einnahme auf intensive Sonnenbäder verzichtet
werden.

Die mittlere empfohlene **Tagesdosis** liegt bei ca. 4 bis 8 Gramm
der Wurzel.

Teezubereitung: 1 bis 2 Teelöffel fein geschnittene Wurzel mit
150 Millilitern kochendem Wasser übergießen, etwa 15 Minuten
ziehen lassen und abseihen. 3-mal täglich 1 Tasse zwischen den
Mahlzeiten trinken.

Andere Darreichungsformen: Fertigarzneimittel gibt es damit
nicht.

Mischungen: Eine Kombination mit anderen harntreibenden

Heilkräutern wie Birkenblättern und Schachtelhalmkraut ist sinnvoll, dafür gibt es auch Fertigpräparate.

Löwenzahn

Löwenzahn enthält Bitterstoffe und Flavonoide. Er wirkt als Tee, Saft oder Wildgemüse. Man erhält ihn fertig in der Apotheke. Neben seiner harntreibenden Wirkung regt er den Stoffwechsel an.

Orthosiphonblätter

Orthosiphonblätter (= indischer Nierentee) wirken entkrampfend und entzündungshemmend. Sie unterstützen die Ausscheidungsfunktion der Nieren bei reduzierter Nierenleistung.

Die mittlere empfohlene **Tagesdosis** liegt bei ca. 6 bis 12 Gramm Heilkraut.

Teezubereitung: 2 bis 3 Teelöffel fein geschnittenes Heilkraut mit 150 Millilitern kochendem Wasser übergießen, etwa 15 Minuten ziehen lassen und abseihen. 3- bis 5-mal täglich 1 Tasse.

Andere Darreichungsformen: Es gibt Fertigarzneimittel mit Orthosiphonblättern.

Mischungen: Eine Kombination mit anderen harntreibenden Heilkräutern wie Birkenblättern oder Goldrutenkraut bzw. harndesinfizierenden Heilkräutern wie Bärentraubenblättern ist sinnvoll, da der alleinige harntreibende Effekt der Orthosiphonblätter nicht sehr groß ist. Dafür gibt es auch ein Fertigpräparat.

Orthosiphonblätter werden häufig unter der Bezeichnung „Indischer Nierentee" verkauft.

Petersilienkraut und -wurzel

Die Inhaltsstoffe des Petersilienkrauts und seiner Wurzel sind zum Beispiel Vitamin C, ätherische Öle, Flavonoide, Glykoside und Kalzium.

Es wird empfohlen, nur Petersilien-Kulturrassen zu verwenden, die arm an der Substanz „Apiol" sind, da diese Substanz zu Herzrhythmusstörungen und Aborten führen kann. Das Petersilienwurzelöl sollten Sie nicht verwenden. Mit dem als Küchengewürz verwendeten Petersilienkraut wird eine medizinisch wirksame Menge in der Regel nicht erreicht. Ansonsten wirkt Petersilienkraut und -wurzel harntreibend und muskelspannungssteigernd. Petersilie kann als Tee oder Tinktur bei Blasenentzündungen und Steinen in der Blase oder Niere eingesetzt werden.

Die mittlere empfohlene **Tagesdosis** liegt bei 6 Gramm Heilkraut.

Teezubereitung: 1 Esslöffel fein geschnittenes Heilkraut mit 150 Millilitern kochendem Wasser übergießen, 10 bis 15 Minuten ziehen lassen und abseihen. 3-mal täglich 1 Tasse trinken. Statt des Petersilienkrauts können Sie auch aus 1 Teelöffel getrockneter Petersilienwurzel einen Tee zubereiten.

Andere Darreichungsformen: Es gibt keine Fertigarzneimittel.

Mischungen: Eine Kombination mit anderen harntreibenden Heilkräutern wie Hauhechel oder Goldrutenkraut ist sinnvoll. Dazu gibt es auch ein Fertigarzneimittel.

Queckenwurzelstock

Der Queckenwurzelstock wirkt harntreibend und bakterientötend.

Die mittlere empfohlene **Tagesdosis** liegt bei 6 bis 9 Gramm.

Teezubereitung: 1 gehäufter Teelöffel des Wurzelstocks wird mit 150 Millilitern kochendem Wasser übergossen. 10 bis 15 Minuten ziehen lassen und abseihen. 3 bis 5 Tassen über den Tag verteilt trinken.

Andere Darreichungsformen: Es gibt ein Fertigarzneimittel in Tropfenform.

Mischungen: Eine Kombination mit anderen harntreibenden Heilkräutern, wie Birkenblättern, Hauhechelwurzel oder Goldrutenkraut ist sinnvoll. Dazu gibt es auch ein Fertigarzneimittel als Tee.

Petersilie wirkt harntreibend und steigert die Muskelspannung.

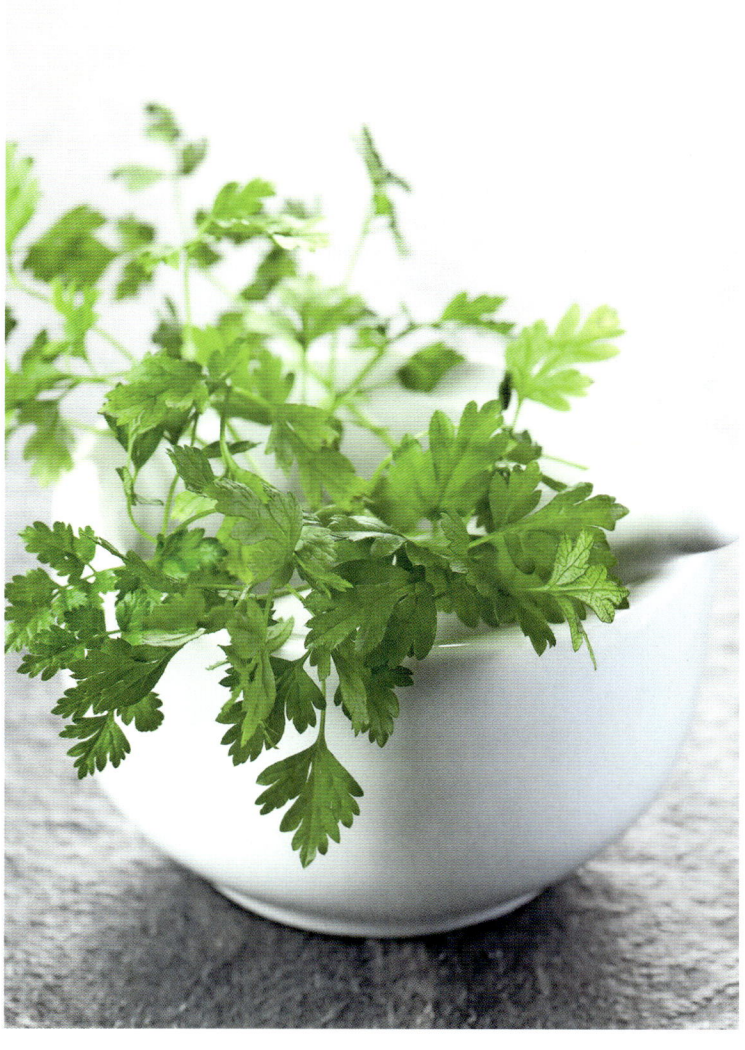

> **!**
>
> Sie finden hier eine große Auswahl an harntreibenden Heilpflanzen. Probieren Sie aus, welche Pflanzen bei Ihnen wirken.

Schachtelhalmkraut

Schachtelhalmkraut (= Zinnkraut) wirkt schwach harntreibend, entkrampfend und leberschützend. Für Tees verwendet man die grünen Sprossen. In der Regel stammt es aus Ost- und Südosteuropa sowie China. Es enthält neben Kieselsäure vor allem Flavonoide und Kaffeesäureabkömmlinge.

Die mittlere empfohlene **Tagesdosis** liegt bei 6 g.

Teezubereitung: 1 Esslöffel zerkleinertes Kraut mit 150 Millilitern kochendem Wasser übergießen, ca. 5 Minuten auf kleiner Flamme kochen, abseihen. Mehrmals täglich eine Tasse trinken.

Andere Darreichungsformen: Schachtelhalm/Zinnkraut gibt es auch als Fertigarzneimittel.

Mischungen: Eine Kombination mit anderen blasenwirksamen Heilpflanzen wie Liebstöckelwurzel, und Birkenblättern ist sinnvoll, bei Steinbildung auch Birkenblätter und Goldrutenkraut. Davon gibt es fertige Mischungen.

Wacholderbeeren

Die Inhaltsstoffe der Wacholderbeeren sind Bitterstoffe, Flavonoide, Gerbstoffe und ätherisches Öl. Wacholderbeeren wirken entkrampfend auf die glatte Muskulatur. Sie helfen bei Blasenproblemen, da sie antibakteriell wirken und den Harnfluss fördern. Bei Schwangerschaft und entzündlichen Nierenerkrankungen sollte man Wacholderbeeren vorsichtshalber nicht verwenden.

Die empfohlene Tagesdosis liegt bei 2 bis maximal 10 Gramm der getrockneten Wacholderbeeren.

Teezubereitung: 1 Teelöffel gequetschte Beeren mit 150 Millilitern kochendem Wasser übergießen, ca. 5 bis 10 Minuten ziehen lassen und abseihen. 3-mal täglich eine Tasse trinken.

Andere Darreichungsformen: In Form von ätherischem Wacholderöl in Weichgelatinekapseln nehmen Sie 20 bis maximal 100 Milligramm täglich ein. Vom Wacholderbeerdicksaft nehmen Sie 3-mal täglich 1 Esslöffel.

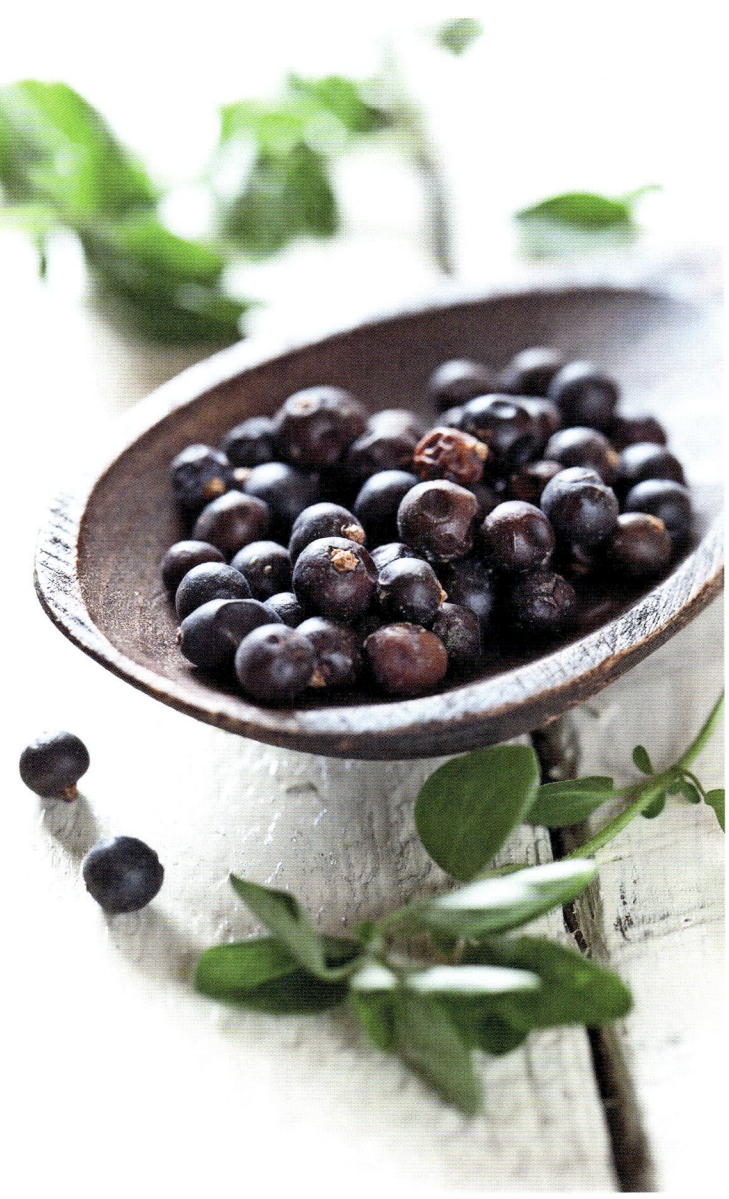

Wacholderbeeren
wirken antibakteriell
und fördern den
Harnfluss.

Mischungen: Eine Kombination mit anderen harntreibenden Heilmitteln wie Birkenblättern, Orthosiphonblättern oder bakterientötenden Heilkräutern wie Bärentraubenblättern ist sinnvoll. Davon gibt es leider keine Fertigpräparate.

Desinfizierend wirkende Heilpflanzen

Es gibt viele Heilkräuter, die die Harnwege bakterienfrei machen. Dazu gehören die Heilpflanzen, die im Folgenden beschrieben werden. Bakterientötend wirken sie in der Blase gegen Escherichia coli und andere Escherichia-Arten, gegen Proteus vulgaris, Pseudomonas aeruginosa und Staphylococcus aureus. Aus der Erfahrungsheilkunde weiß man, dass diese Blasenkeime keine Resistenzen gegen die vorgestellten Heilkräuter entwickeln.

!

Bei entzündlichen Erkrankungen der Harnwege, die nicht mit Antibiotika behandelt werden müssen, ist die Anwendung der Bärentrauben- blätter arzneilich anerkannt.

Bärentraubenblätter

Bei Blasenproblemen verwendet man die Blätter der Bärentraube. Ihre Inhaltsstoffe sind Arbutin, Methylarbutin, Gerbstoffe, Vitamin C und Flavonoide.

Bärentraubenblätter wirken wachstumshemmend auf Bakterien und harndesinfizierend, insbesondere auf die Bakterienart Escherichia coli. Dafür wird 400 bis zu 1000 Milligramm des Inhaltsstoffes Arbutin benötigt. Die enthaltenen Gerbstoffe sind wichtig, um die Stabilität des Arbutins zu erhalten und sie haben selbst eine antibakterielle Wirkung.

Bärentraubenblätter sollten Sie ohne ärztlichen Rat nicht länger als jeweils eine Woche und maximal fünfmal pro Jahr einnehmen. Der Grund ist der hohe Arbutingehalt (siehe Kasten), der aber gleichzeitig für das Absterben der Bakterien in der Blase verantwortlich ist.

Damit Bärentraubenblätter optimal wirken können, darf der Harn nicht sauer sein, da das Arbutin einen alkalischen (Gegensatz zu sauer) Harn benötigt. Dies erreichen Sie am ehesten mit Hilfe einer pflanzenreichen Ernährung mit wenig Fleisch und Milch. Gegebenenfalls müssen Sie zusätzlich Natriumbikarbonat einnehmen.

Die Einzeldosis beträgt 3 Gramm Heilkraut, die mittlere Tagesdosis 10 Gramm fein geschnittenes Kraut, entsprechend einem Arbutingehalt von 400 bis 700 Milligramm auf 150 Milliliter Wasser. Bereits nach 3 bis 4 Stunden entfaltet der Tee seine bakterientötende Eigenschaft.

Arbutin

Der Pflanzenstoff Arbutin kommt in Preiselbeeren, Heidelbeeren und Himbeeren sowie in Bärentrauben- und Birnenblättern vor. Im Körper wird er in seine wirksame Form umgewandelt: in Hydrochinon. Diese Substanz wirkt leicht desinfizierend und hemmt das Wachstum von Bakterien. Sie wird über die Nieren wieder ausgeschieden, und entfaltet somit in Blase und Harnröhre ihre antibakterielle Wirkung. Arbutinhaltige Heilpflanzen (z. B. Bärentraubenblätter) und ihre Auszüge werden daher bei bakteriellen Infektionen der Harnwege erfolgreich angewendet.

Das Hydrochinon besitzt in höherer Dosierung eine leberschädigende Wirkung und steht im Verdacht möglicherweise krebserregend zu sein. Das wird nicht von allen Fachleuten so gesehen, dennoch sollten Sie arbutinhaltige Heilpflanzen vorsichtshalber nicht länger als eine Woche und nicht öfter als fünfmal im Jahr anwenden. Schwangere, Stillende und Kinder sollten diese Pflanzen besser vermeiden.

Zudem ist zu bemerken, dass arbutinhaltige Heilpflanzen zum Teil einen hohen Gerbstoffgehalt haben. Tees können daher zu Magenbeschwerden und Übelkeit bis hin zum Erbrechen führen. Bereiten Sie die jeweiligen Heilkräuter daher grundsätzlich mit kaltem Wasser zu, auf diese Weise werden deutlich weniger Gerbstoffe aus dem Pflanzenmaterial gelöst.

Teezubereitung: Die Tagesdosis von 10 bis 12 Gramm fein geschnittenen Blättern (ca. 3 EL) über Nacht (6 bis 12 Stunden) mit 1 Liter kaltem Wasser ansetzen. Dann abseihen, kurz aufkochen und heiß in einer Thermoskanne aufbewahren. Davon tagsüber 4 bis 6 Tassen Tee trinken.

Bei magenempfindlichen Personen kann es aufgrund des hohen Gerbstoffgehalts (20 %) zur Übelkeit bis hin zu Erbrechen kommen. Beim Kaltansatz sollte dies unterbleiben.

Andere Darreichungsformen: Es gibt Fertigpräparate in Form von Filmtabletten, Dragees und Extrakt.

Mischungen: Eine Kombination mit pflanzlichen harntreibenden Heilpflanzen (siehe Seite 105) ist sinnvoll und als Fertigpräparat im Handel erhältlich.

Birnenblätter

Birnenblätter enthalten etwa 2 bis 5 Prozent Arbutin und wirken dadurch harndesinfizierend. Außerdem enthalten sie Saponinglycoside und Gerbstoffe. Sie wirken auch harntreibend und entzündungshemmend.

In der Apotheke erhält man die Birnenblätter kaum. Wenn Sie Glück haben, bekommen Sie sie in Kräuter- oder Bioläden. Am besten, Sie finden in Wohnortnähe einen Birnenbaum, der nicht gespritzt wird und trocknen sich die Blätter selbst.

Da Arbutin der Hauptwirkstoff ist, gilt hier wie bei den Bärentraubenblättern, dass der Harn nicht sauer sein darf.

Die **Tagesdosis** beträgt 10 g, eine Einzeldosis 2 bis 3 Gramm, das ist etwa 1 Esslöffel.

Teezubereitung: Die Blätter zerkleinern, 1 Esslöffel getrocknete bzw. 2 gehäufte Teelöffel frische Blätter mit 150 Millilitern heißem Wasser übergießen. 10 Minuten ziehen lassen, abseihen. Davon täglich 3 bis 4 Tassen trinken. Wichtig: Für die Teezubereitung sind die frischen Blätter aufgrund des sehr viel höheren Arbutingehaltes den getrockneten Blättern vorzuziehen.

!

Vorsicht! Birnenblättertee sollten Sie aufgrund des enthaltenen Arbutins vorsichtshalber nicht länger als 10 Tage und nicht öfter als 5-mal im Jahr anwenden.

Andere Darreichungsformen: Leider sind keine Fertigarzneimittel mit Birnenblättern erhältlich, auch nicht als Kombination mit anderen Heilkräutern.

Brunnenkresse

Brunnenkresse wirkt keimhemmend und harndesinfizierend, dafür sorgen zum Beispiel die enthaltenen Senföle. Sie gehen in den Urin über und wirken gegen ein breites Spektrum von Bakterien. Brunnenkresse sollte man nicht länger als sechs Wochen anwenden, da aus den enthaltenen Substanzen (Glucosinolate) im Stoffwechsel schleimhautreizende Senföle entstehen. Kleinkinder sowie Personen mit Magen- und Darmgeschwüren sollten Brunnenkresse nicht nehmen, sie kann in seltenen Fällen Magen-Darm-Beschwerden hervorrufen.

Ein großer Vorteil der frischen Brunnenkresse ist ihr hoher Vitamin-C-Gehalt von etwa 80 Milligramm Vitamin C pro 100 Gramm. Damit gehört die Brunnenkresse zu den Vitamin-C-reichsten Nahrungsmitteln.

Als **Tagesdosis** wird 4 bis 6 Gramm des Heilkrauts bzw. 20 bis 30 Gramm frisches Kraut empfohlen. Oder Sie trinken 60 bis 150 Milliliter Frischpflanzenpresssaft. Von dem im Handel angebotenen Presssaft nehmen Sie 2- bis 3-mal täglich 1 Teelöffel nach den Mahlzeiten ein.

Teezubereitung: 20 Gramm des getrockneten Heilkrauts mit 150 Millilitern kochendem Wasser übergießen, 5 Minuten ziehen lassen und abseihen. Davon 1- bis 3-mal täglich eine Tasse nach den Mahlzeiten trinken.

Andere Darreichungsformen: Frischpflanzensaft bekommen Sie im Reformhaus oder in der Apotheke.

Mischungen: Leider gibt es keine fertigen Kombinationen mit anderen Heilkräutern. Sie können aber selbst Brunnenkresse mit Birkenblättern, Goldrutenkraut und Hauhechelwurzel mischen.

Buccoblätter

Buccoblätter kennt man nur aus der Volksmedizin. Ursprünglich stammen sie aus Südafrika, dort verwendet man sie traditionell gegen Harnwegsinfekte.

Ihre Inhaltsstoffe (z. B. ätherische Öle) töten Bakterien ab und wirken harntreibend. Durch ihr fruchtiges Aroma werden sie gerne in Mischungen verwendet, um den Geschmack der anderen Heilkräuter zu verbessern.

Die **Tagesdosis** von maximal 9 Gramm des Heilkrauts sollte nicht überschritten werden, da das ätherische Öl reizend wirken kann.

Teezubereitung: 1 Esslöffel des geschnittenen Heilkrauts mit 150 Millilitern kochendem Wasser übergießen, 10 Minuten ziehen lassen und abseihen. Davon mehrmals täglich 1 Tasse nach den Mahlzeiten trinken.

Andere Darreichungsformen: Fertigarzneimittel gibt es leider nicht.

Mischungen: Fertige Kombinationen mit anderen Heilkräutern gibt es ebenfalls nicht. Sie können die Buccoblätter jedoch selbst mit Goldrutenkraut, Birkenblättern und Orthosiphonblättern mischen. Die anderen Kräuter zu gleichen Teilen mischen, dann Buccoblätter zugeben, die etwa 20 Prozent der gesamten Menge ausmachen sollten.

Gewürzsumachwurzelrinde

> **!**
>
> Diese Rinde gibt es in Apotheken leider nicht, Sie können sie aber über das Internet beziehen.

Die Gewürzsumachwurzelrinde spielt in der nordamerikanischen Volksmedizin eine große Rolle, und auch in der europäischen Pflanzenheilkunde fand sie Beachtung. Tatsächlich entdeckte man mehrere Inhaltsstoffe, die auf Bakterien wachstumshemmend wirken. Nach neuesten wissenschaftlichen Untersuchungen wirkt sie darüber hinaus gegen Entzündungen.

Teezubereitung: 1 Teelöffel der zerkleinerten Rinde mit 150 Millilitern kochendem Wasser übergießen, etwa 10 Minuten ziehen lassen, abseihen. 3-mal täglich eine Tasse trinken.

Mischungen: Es gibt die Rinde als Fertigarzneimittel in Kombination mit anderen pflanzlichen Heilkräutern, wie Goldrutenkraut und Kürbiskernextrakt.

Heilkräuter, die die Blase von Bakterien befreien, also harndesinfizierend wirken

HEILKRAUT	ZU BEACHTEN IST	SONSTIGE WIRKUNGEN	NICHT ANWENDEN BEI
Bärentrauben-blätter (Uvae Ursi folium)	Die Blätter müssen mindestens 6 % Arbutin enthalten, um eine ausreichende Wirkung zu haben		Schwangerschaft, Stillzeit, Kinder unter zwölf Jahren; bei Langzeitanwendung evtl. schädlich für die Leber
Birnenblätter (Piri communis folium)	Arbutingehalt 2–5 %	Unterstützend bei Nierensteinen, sowie Prostataerkrankungen, helfen bei Nieren- und Nierenbeckenentzündung	Bei Langzeitanwendung evtl. schädlich für die Leber
Brunnenkresse (Nasturtii herba)	Senfölglykoside wirken gegen Bakterien		
Buccoblätter (Barosmae folium)	Wirken nur schwach antibakteriell, schmecken aber gut, deshalb für Blasentee als Mischung zu empfehlen	Sollen auch bei einer Reizblase helfen	
Gewürzsumach-wurzelrinde (Rhois aromaticae radicis cortex)	Wirkt wachstumshemmend auf Bakterien und entzündungshemmend		

HEILKRAUT	ZU BEACHTEN IST	SONSTIGE WIRKUNGEN	NICHT ANWENDEN BEI
Gundermann (Glechoma hederacea)	Auch unter der Bezeichnung Gundelrebe erhältlich	Hilft auch bei Nierenproblemen	
Hopfen (Humulus lupulus)		Hilft auch bei Reizblase und Blasensteinen	
Johanniskraut (Hypericum perforatum)	Vorsicht: Johanniskraut führt zu einer erhöhten Lichtempfindlichkeit und kann die Wirkung der Antibabypille außer Kraft setzen		Organtransplantationen, da Johanniskraut Abstoßungsreaktionen bewirken kann
Kapuzinerkressenkraut (Tropaeoli maji herba)			
Meerrettichwurzel (Armoraciae rusticanae radix)	Enthält bakterientötende Glucosinolate		
Preiselbeerblätter (Vitis idaeae folium)	Enthalten 2–5 % Arbutin		
Weißes Sandelholz (Santali albi lignum)			Nicht länger als 6 Wochen anwenden, da es sonst nierenschädigend wirkt

Gundermann

Die Inhaltsstoffe des Gundermanns (= Gundelrebe) sind ätherisches Öl, Gerbstoffe und Bitterstoffe. Die Pflanze wirkt anregend auf Blase und Niere sowie entzündungshemmend. Man verwendet Gundermann bei Blasen- und Nierenproblemen als Tee.

Teezubereitung: 1 Teelöffel Gundermann mit 150 Millilitern heißem Wasser übergießen und 10 Minuten ziehen lassen.

Hopfen

Zu den Inhaltsstoffen des Hopfens gehören ätherisches Öl, Flavonoide, Gerbsäure und einige Mineralstoffe. Verwendet werden die Hopfenzapfen, auch als Blüten bezeichnet. Sie wirken antibakteriell und beruhigend und werden insbesondere zur Behandlung der Reizblase empfohlen, siehe Seite 89.

Teezubereitung: 1 Teelöffel Hopfenzapfen mit 150 Millilitern heißem Wasser übergießen und etwa 10 Minuten ziehen lassen.

Andere Darreichungsformen: Hopfen gibt es in verschiedenen Formen als Extrakt, Kapseln etc.

Johanniskraut

Seine Inhaltsstoffe sind ätherische Öle, Flavonoide und Hypericin. Johanniskraut hilft bei Reizblase und Harnwegsinfekten, da es antibakteriell und beruhigend wirkt.

Teezubereitung: 1 bis 2 Teelöffel Johanniskraut mit 150 Millilitern heißem Wasser übergießen und 5 bis 10 Minuten ziehen lassen.

Andere Darreichungsformen: Johanniskraut gibt es in verschiedenen Formen als Extrakt, Kapseln etc.

Johanniskraut kann die Wirkung von gleichzeitig eingenommenen Medikamenten abschwächen. Im Zweifel sollten Sie die Einnahme von Johanniskraut mit Ihrem Arzt absprechen.

Kapuzinerkressenkraut

Kapuzinerkressenkraut verhindert das Wachstum von Bakterien und Viren. Es tötet auch Pilze ab und fördert die Durchblutung. Das Kraut enthält reichlich Glucosinolate, die durch enzymatische Umwandlungsprozesse zu Benzylsenföl werden. Diese Senföle sollten bei Kleinkindern sowie bei Magen- und Darmgeschwüren nicht angewendet werden, da Kapuzinerkresse Haut- und Schleimhautirritationen sowie Magen-Darm-Beschwerden hervorrufen kann.

Das Wasserdampfdestillat der Kapuzinerkresse besitzt unter den pflanzlichen harndesinfizierenden Mitteln die effektivste keimtötende Wirkung, sowohl was seine Stärke angeht als auch die Anzahl der Keime, gegen die es wirkt.

Die **Tagesdosis** beträgt 3-mal täglich ca. 15 Milligramm Benzylsenföl. Dafür gibt es eine Tinktur, die mit Alkohol verdünnt ist. Davon sollte man 3- bis 5-mal täglich 30 bis 50 Tropfen nach den Mahlzeiten einnehmen.

Andere Darreichungsformen: Kapuzinerkresse wird nicht als Tee eingesetzt, sondern wie beschrieben als Tinktur.

Mischungen: Es gibt fertige Kombinationen mit anderen natürlichen heilenden Substanzen, insbesondere Meerrettichwurzel. Auch eine Kombination mit Goldrutenkraut und Birkenblättern ist erfahrungsgemäß sinnvoll.

Präparat mit Kapuzinerkresse und Meerrettich: Angocin

Das Präparat Angocin® Anti-Infekt N gilt als klassische Alternative zu Antibiotika. Seine Wirkung wurde an 1654 Patienten getestet, darunter 479 Patienten mit akuter Blasenentzündung. Das Ergebnis der Studie war, dass das Präparat gleich gut wirkte wie Antibiotika, aber wesentlich besser vertragen wird. Dafür nahmen die Probanden 3- bis 5-mal täglich 4 Filmtabletten ein. Durch die Kombination von Kapuzinerkressenkraut und Meerrettichwurzeln wirkt das Präparat gegen mehr als 13 verschiedene Bakterienarten, die alle für die Blasenentzündung relevant sind. Auch für die Vorbeugung von wiederkehrenden Infekten liegen positive Studiendaten vor.

Meerrettichwurzel

Wie beim Kapuzinerkressenkraut wirken hier ebenfalls Senföle. Die Meerrettichwurzel wirkt stark antimikrobiell und hilft bei Infektionen der unteren Harnwege. Bei Magen-Darm-Geschwüren sollte man sie nicht einnehmen, auch Kinder unter vier Jahren sollten sie nicht erhalten.

Die mittlere **Tagesdosis** beträgt 20 Gramm frische Wurzel.

Andere Darreichungsformen: Frischpflanzenpresssaft bekommen Sie im Reformhaus. Davon nehmen Sie 2-mal täglich 1 Esslöffel nach den Mahlzeiten.

Mischungen: Es gibt fertige Kombinationen mit anderen natürlichen heilenden Substanzen, insbesondere Kapuzinerkresse.

Präparate mit Benzylsenföl, wie Meerrettich oder Kapuzinerkresse, werden grundsätzlich besser vertragen, wenn man sie nach den Mahlzeiten einnimmt.

Preiselbeerblätter

Die Preiselbeerblätter kennt man nur aus der Volksmedizin. Vor allem aufgrund ihres besseren Geschmacks im Vergleich zu Bärentraubenblättern werden sie als Bestandteil von volksmedizinisch verwendeten Blasen- und Nierentees eingesetzt. Die Wirkung gegen Bakterien beruht offensichtlich auf dem enthaltenen Arbutin.

Anstelle der Preiselbeerblätter eignet sich auch ein Auszug (Extrakt) aus den Preiselbeerfrüchten, der Proanthocyanidin enthält. Die mittlere **Tagesdosis** beträgt 10 Gramm Blätter.

Teezubereitung: 3 bis 4 Esslöffel zerkleinerte Blätter ca. 15 Minuten auf kleiner Flamme mit Wasser kochen, weitere 10 Minuten ziehen lassen. Anschließend in eine Thermosflasche abfüllen und den Auszug im Laufe eines Tages trinken. Bis zu 5-mal täglich.

Andere Darreichungsformen: Es gibt keine Fertigarzneimittel mit den Blättern.

Mischungen: Eine Kombination mit anderen pflanzlichen Heilkräutern ist denkbar. Mischen Sie zum Beispiel Preiselbeerblätter mit Goldrutenkraut und Weißem Sandelholz zu gleichen Teilen. Fertige Kombinationen gibt es leider nicht.

Die Früchte der Preiselbeere gibt es in verschiedenen Varianten. Mehr dazu lesen Sie auf Seite 28.

Weißes Sandelholz

Für Blasenprobleme darf man nur das weiße Sandelholz verwenden und nicht das rote, das als Schmuckkraut eingesetzt wird. Das weiße Sandelholz wirkt bakterientötend und krampflösend. Dennoch sollte man es maximal 6 Wochen lang einnehmen, da es nach längerer Anwendungsdauer nierenschädigend wirken kann. Bei Nierenerkrankungen sollte man es gar nicht verwenden. Nebenwirkungen können Übelkeit und auch Hautjucken sein.

Die **Tagesdosis** beträgt 10 bis 20 Gramm bzw. 1 bis 1,5 Gramm ätherisches Öl.

Teezubereitung: 2 Teelöffel zerkleinertes Holz mit 150 Millilitern kochendem Wasser übergießen, 5 Minuten ziehen lassen, abseihen. Davon mehrmals täglich 1 Tasse trinken.

Andere Darreichungsformen: Es gibt keine Fertigarzneimittel, jedoch ist weißes Sandelholz als ätherisches Öl erhältlich. Davon nimmt man mehrmals täglich 10 Tropfen in etwas Wasser oder auf einem Stück Zucker ein. Da auch Verfälschungen des ätherischen Öls angeboten werden, sollten Sie es unbedingt in der Apotheke kaufen.

Mischungen: Eine Kombination mit anderen pflanzlichen Heilkräutern ist denkbar, zum Beispiel Goldrutenkraut und weißes Sandelholz zu gleichen Teilen gemischt. Fertige Kombinationen gibt es leider nicht. Generell wird Sandelholz aus geschmacklichen und Wirksamkeitsgründen nur in Kombination mit anderen harntreibenden oder harndesinfizierenden Heilkräutern wie Hauhechelwurzel, Orthosiphon- oder Bärentraubenblättern verwendet, am besten zu gleichen Teilen.

Wissenschaftlich empfohlene Teemischungen

Die folgenden Teemischungen wirken sowohl harntreibend als auch harndesinfizierend. Sie sind also insbesondere dann geeignet, wenn die Keimzahl im Urin erhöht ist. Die Tees helfen, die Erreger aus dem Körper zu spülen, gleichzeitig wirken sie entzündungshemmend.

Wie bei der Durchspülungstherapie ist es auch hier wichtig, viel zu trinken: 2 Liter am Tag sollten es sein, davon mindestens 1 Liter als Tee.

> **!** Die Tees können auch zur Unterstützung einer Antibiotika-Therapie getrunken werden.

Blasen- und Nierentee Nr. 1
20 Gramm Birkenblätter
20 Gramm Goldrutenkraut
20 Gramm Orthosiphonblätter
30 Gramm Bärentraubenblätter
10 Gramm Pfefferminzblätter
1 Esslöffel bzw. 2 bis 3 Teelöffel dieser Teemischung mit ca. 150 Milliliter kochendem Wasser übergießen, 10 Minuten ziehen lassen, abseihen. 3- bis 5-mal täglich 1 Tasse lauwarm trinken.
Durch die Pfefferminze ist diese Teemischung angenehm im Geschmack.

Blasen- und Nierentee Nr. 2 – auch für eine Langzeittherapie geeignet

30 Gramm Schachtelhalmkraut
30 Gramm Brennnesselkraut
30 Gramm Hauhechelwurzel
5 Gramm Kamillenblüten
5 Gramm Pfefferminzblätter
1 Esslöffel bzw. 2 bis 3 Teelöffel dieser Teemischung mit ca. 150 Millilitern kochendem Wasser übergießen, 10 Minuten ziehen lassen und abseihen. 3- bis 5-mal täglich 1 Tasse lauwarm trinken.

Blasen- und Nierentee Nr. 3 – auch für eine Langzeittherapie geeignet

60 Gramm Hauhechelwurzel
30 Gramm Birkenblätter
10 Gramm Buccoblätter
1 Esslöffel bzw. 2 bis 3 Teelöffel dieser Teemischung mit ca. 150 Millilitern kochendem Wasser übergießen, 10 Minuten ziehen lassen, abseihen und mehrmals täglich 1 Tasse trinken.

Blasen- und Nierentee Nr. 4

50 Gramm Schachtelhalmkraut
30 Gramm Birkenblätter
20 Gramm Wacholderbeeren
1 Teelöffel dieser Teemischung mit 150 Millilitern kochendem Wasser übergießen, ca. 10 Minuten ziehen lassen, abseihen. 3-mal täglich 1 Tasse nach den Mahlzeiten trinken.

Blasen- und Nierentee mit Bärentraubenblättern 1

70 Gramm Bärentraubenblätter
15 Gramm Birkenblätter
15 Gramm Goldrutenkraut oder Echtes Goldrutenkraut
3 Esslöffel dieser Teemischung über Nacht mit 300 Millilitern Wasser ansetzen, am nächsten Morgen abseihen, kurz erhitzen. Diesen Teeauszug in kleineren Portionen über den Tag verteilt trinken.
Man setzt diesen Tee über Nacht an, um den herben Geschmack der Bärentraubenblätter zu reduzieren.

Blasen- und Nierentee mit Bärentraubenblättern 2

20 Gramm Birkenblätter
20 Gramm Goldrutenkraut
20 Gramm Orthosiphonblätter
20 Gramm Bärentraubenblätter
20 Gramm Schwarze Johannisbeerblätter

1 Esslöffel bzw. 2 bis 3 Teelöffel dieser Teemischung mit ca. 150 Millilitern kochendem Wasser übergießen, nicht länger als 5 bis 8 Minuten ziehen lassen, um den Geschmack nicht zu beeinträchtigen, abseihen. 3- bis 5-mal täglich 1 bis 2 Tassen davon trinken.

Zu dieser Teemischung gibt es eine Studie, in deren Rahmen der Tee an 120 Patienten getestet wurde, die an immer wiederkehrenden Harnwegsinfekten, Beschwerden nach Operationen oder kleinen Steinen in Nieren und/oder Blase litten. In 84 Prozent der Fälle wurde die Therapie als sehr gut und gut beurteilt. Dies betraf die Besserung der Symptome bzw. Beschwerdefreiheit und Abgang der Steine. Die Verträglichkeit wurde von 98 Prozent, der Geschmack von 96 Prozent der Teilnehmer als sehr gut beurteilt.

!

Damit sie optimal wirken können, brauchen Bärentraubenblätter einen alkalischen Urin.

Tees sind wirkungsvolle Helfer, um Krankheitserreger aus dem Körper zu spülen.

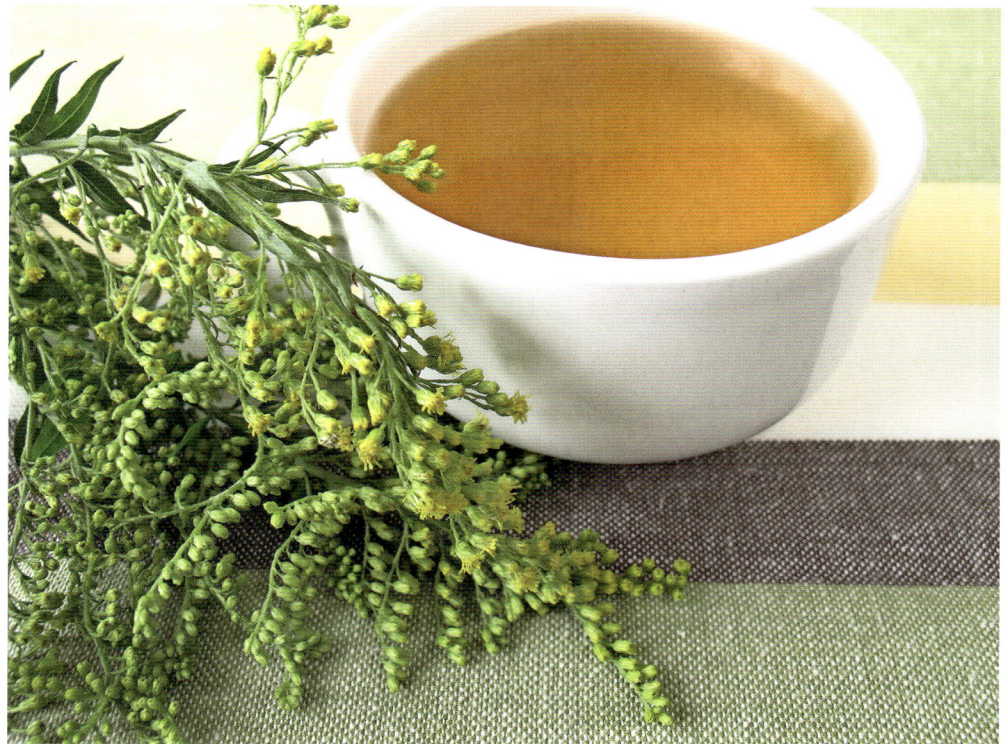

Blasen- und Nierentee mit Bärentraubenblättern 3

30 Gramm Goldrutenkraut
30 Gramm Orthosiphonblätter
30 Gramm Bärentraubenblätter
1 Esslöffel Teemischung mit 150 Millilitern kochendem Wasser übergießen, ca. 10 Minuten ziehen lassen, abseihen. 4- bis 6-mal täglich eine Tasse nach den Mahlzeiten trinken.

Blasen- und Nierentee mit Gartenbohnenhülsen

50 Gramm Samenfreie Gartenbohnenhülsen
50 Gramm Orthosiphonblätter
Von dieser Teemischung 1 Esslöffel mit ca. 150 Millilitern kochendem Wasser übergießen, 10 Minuten ziehen lassen, abseihen. Davon bis zu 10-mal täglich 1 Tasse trinken.

Blasen- und Nierentee mit Brennnesseln

70 Gramm Brennnesselkraut
20 Gramm Birkenblätter
10 Gramm Buccoblätter
1 Esslöffel dieser Teemischung mit ca. 150 Millilitern kochendem Wasser übergießen, 10 Minuten ziehen lassen, abseihen. Davon mehrmals täglich 1 Tasse trinken.
Diese Teemischung schmeckt angenehm und hat ein breiteres Wirksamkeitsspektrum als reiner Brennnesseltee.

Blasen- und Nierentee mit Schachtelhalm – auch für eine Langzeittherapie geeignet

60 Gramm Schachtelhalmkraut
20 Gramm Brennnesselkraut
20 Gramm Birkenblätter
Von dieser Teemischung 1 Teelöffel mit 150 Millilitern kochendem Wasser übergießen, 10 Minuten ziehen lassen, abseihen. Davon mehrmals täglich 1 Tasse trinken.

Blasen- und Nierentee mit Löwenzahn

70 Gramm Löwenzahnwurzel mit -kraut
20 Gramm Birkenblätter
10 Gramm Wachholderbeeren
1 Esslöffel dieser Teemischung mit 150 Millilitern kochendem Wasser
übergießen und 10 Minuten ziehen lassen, dann abseihen. Mehrmals
täglich 1 Tasse davon trinken.

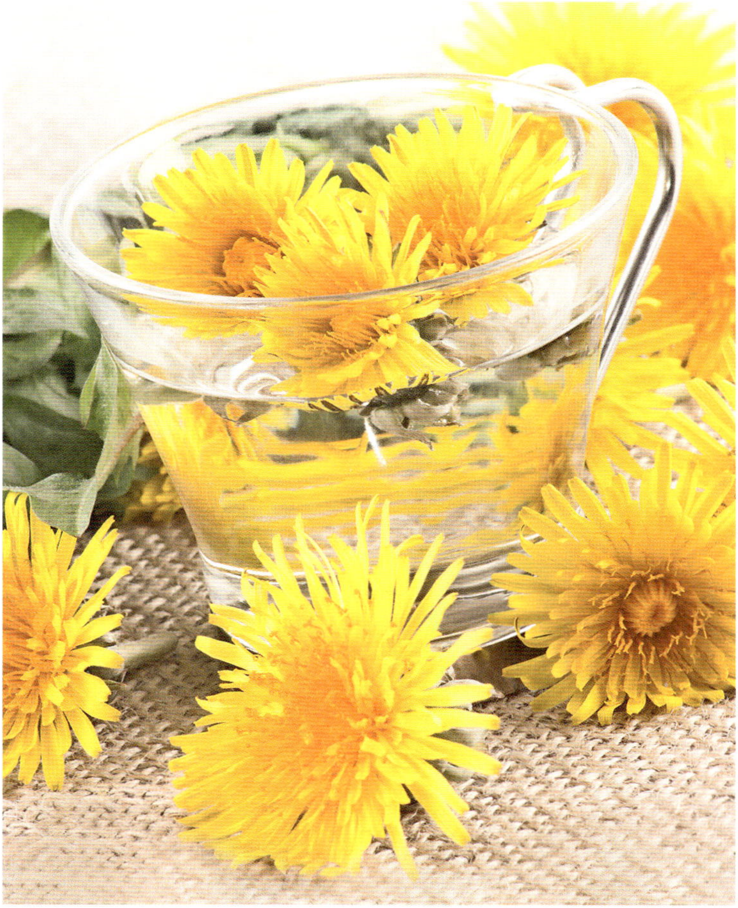

Löwenzahn hilft bei
Reizblase und
Nierenproblemen.

Hilfe aus dem Regenwald

Heilkräuter, die aus dem Regenwald stammen, haben oft zahlreiche heilende Wirkungen. Manchmal können sie auch helfen, wenn bei uns „kein Kraut gewachsen ist".

Annattostrauch

Der etwa fünf bis zehn Meter hohe Annattostrauch stammt aus Brasilien. In Deutschland kennt man die Pflanze unter der Bezeichnung Orleans- oder Rukustrauch. An den zahlreichen Samen befindet sich ein rötliches, sogenanntes Samenbläschen, das einen gelborangen Farbstoff – genannt Annatto – aufweist. Diesen findet man häufig als natürlichen Farbstoff in Lebensmitteln sowohl in Europa als auch den USA.

Medizinische Wirkung: Blüten- und Blätterauszüge haben einen antibakteriellen Effekt gegen Escherichia coli und Staphylokokken gezeigt. Traditionell wird der Auszug bei Prostata- und Harnblasenentzündung, mangelnder Nierenfunktion und zur besseren Ausscheidung von Harnsäure getrunken. Auch als leichtes harntreibendes Mittel setzt man den Tee ein.

Zubereitung: 8 bis 10 Blätter (ca. 5 g) in kaltem Wasser kurz einweichen, dann etwa 10 Minuten kochen. Abseihen und 2- bis 3-mal täglich eine Tasse davon trinken.

Das Kraut ist bei uns nur über das Internet zu bekommen: www.oroverde.cz.

Chanca Piedra

Der Name Chancapiedra bedeutet „Steinbrecher". Die krautige Pflanze gehört zur Familie der Wolfsmilchgewächse. Sie hat kleine Blätter und weiße Blüten. Man findet sie im Regenwald Amazoniens und anderen tropischen Gebieten inclusive den Bahamas, Südindien und China. Chancapiedra wird im Regenwald gesammelt und nicht kultiviert. Verwendet wird ihr ganzer oberirdischer Teil mit Stängel, Blättern und Blüten (Herba phyllanthidi).

Medizinische Wirkung: Wissenschaftlich abgesichert ist die Fähigkeit der Chancapiedra, Gallen- und Nierensteine zu beseitigen. Sie verlangsamt die Entstehung der Substanz Kalciumoxalat, wodurch die Steinbildung blockiert wird. Dies ist sogar bei sehr hohen, krankhaften Konzentrationen der Fall. Auch eine krampflösende Aktivität der enthaltenen Alkaloide wurde von brasilianischen Forschern nachgewiesen. Die Substanzen entspannen glatte Muskulatur, vor allem diejenige der Gallen- und Harnwege. Damit können bestehende Gallen- und Nierensteine ausgeschieden werden. Wissenschaftlich bewiesen ist weiterhin eine harntreibende Wirkung.

In Peru verwendet man Chancapiedra bei Harnwegsentzündungen. Brasilianische Naturheilkunde nutzt die Pflanze auch noch bei Blasen- und Prostataentzündung. Sogar als Spasmolytikum (krampflösend) und Relaxans glatter Muskulatur – vor allem des urogenitalen Traktes – setzt man sie in Brasilien ein.

Zubereitung: Ca. 5 Gramm Chancapiedra in 1 Liter kaltem Wasser kurz einweichen, dann ca. 10 Minuten kochen. Abseihen und 2- bis 3-mal täglich 1 Tasse trinken.

> **!**
>
> Das Bedeutende an Chancapiedra ist, dass bislang keine Nebenwirkungen auftraten und das Kraut nicht gesundheitsschädlich ist.

Tawari amarillo und negro – Lapacho-Tee

Tawari gehört zu den Trompetenbaumgewächsen. Es handelt sich um einen hochgewachsenen Baum, den man in manchen Bereichen der südamerikanischen Regenwälder findet. Die englische Bezeichnung ist Lapacho. Die Rinde des Baums wird schon seit Urzeiten gegen zahlreiche Leiden genutzt.

Zu Heilzwecken wird nur die innere Rinde des Baumes, der Bast, verwendet. Sie fällt quasi als Abfallprodukt bei der Holzgewinnung an, dadurch kann der Tee zu geringen Preisen angeboten werden. Erntet man nur die Rinde, so wächst sie relativ schnell wieder nach, sodass kein dauerhafter Schaden an der Pflanze entsteht.

> **!**
>
> Die Heilmittel aus dem Regenwald sind bei uns zuweilen schwer zu bekommen. Doch die Mühe lohnt sich, denn ihre Heilwirkung ist erstaunlich.

Medizinische Wirkung: Der Bast von Tawari wirkt gegen Pilze, Viren und Bakterien. Er ist entzündungshemmend, steigert die Muskelanspannung und wirkt harntreibend. Bereits der regelmäßige Genuss des Lapacho-Tees soll das Immunsystem stärken. Für diese Wirkung werden Substanzen der Stoffgruppe der Chinone verantwortlich gemacht, die zu den sekundären Pflanzenstoffen zählen. Sie sollen sogar bereits in Mengen, die in einem normalen Aufguss enthalten sind, die körpereigenen Abwehrkräfte stärken. Der Tee enthält kein Koffein und weniger Gerbstoffe als andere Tees. Dadurch schmeckt er angenehm mild.

Tawari hat weltweit Bedeutung als pflanzliches Heilmittel erlangt. Den Bast verwendet man in Südamerika als Antibiotikum bei Prostataentzündung. Diese Anwendungsmöglichkeiten findet man zumindest zum Teil auch in Europa.

Zubereitung: 2 Esslöffel getrocknete Rinde mit 1 Liter Wasser übergießen und zum Kochen bringen. 5 Minuten kochen, dann noch 20 bis 25 Minuten ziehen lassen. Abseihen und den Tee über den Tag verteilt trinken.

Bei empfindlichen Personen kann Lapachotee bei sehr hoher Dosierung eine Allergie auslösen. Daher sollte nach 6 Wochen Anwendungsdauer eine Pause gemacht werden. Schwangere sollten den Tee nicht trinken.

Copaiba Baum

Diese Baumart, die bis zu 30 Meter hoch wird, gehört den sogenannten „Schmetterlingsblütenartigen" und zur Familie der Hülsenfrüchte.

Medizinische Wirkung: Das Öl oder der Balsam, den man aus dem Baum gewinnt, hilft bei Harnwegsinfektionen. Entsprechend gilt es in den Regenwäldern Südamerikas schon lange als natürliches Antibiotikum.

Die Einheimischen nehmen 5 bis 15 Tropfen des Baumharzes 2- bis 3-mal täglich, vermischt mit lauwarmem Wasser oder mit einem Teelöffel Honig oder Joghurt. Im Amazonasgebiet wird das Öl in Kapseln angeboten. Bei uns ist das entsprechende Öl oder der Balsam im Internet zu finden.

Heilpflanzen aus dem Regenwald

HEILENDE PFLANZE	WEITERE WIRKUNGEN	SONSTIGES WISSENSWERTES
Annattostrauch (Bixa orellana)	Hilft auch bei Prostataentzündung, mangelnder Nierenfunktion und dient der besseren Ausscheidung von Harnsäure, wirkt auch harntreibend	Nicht bei Schwangerschaft und Diabetes
Chancapiedra (Phyllanthus niruri)	Beseitigt Nierensteine, wirkt krampflösend, harntreibend und hilft bei Prostataentzündung	Bislang keine Nebenwirkungen bekannt
Tawari amarillo und negro (Tabebuia chrysantha (Vahl.) Nich. und serratifolia (Jacq.) Nich., sowie avellanedeae)	Wirkt sowohl gegen Pilze, Viren und Bakterien, ist entzündungshemmend, steigert die Muskelanspannung und wirkt harntreibend, hilft auch gegen Prostataentzündung	Nicht bei Schwangeren, kann bei empfindlichen Personen Allergien auslösen, nicht länger als 6 Wochen anwenden

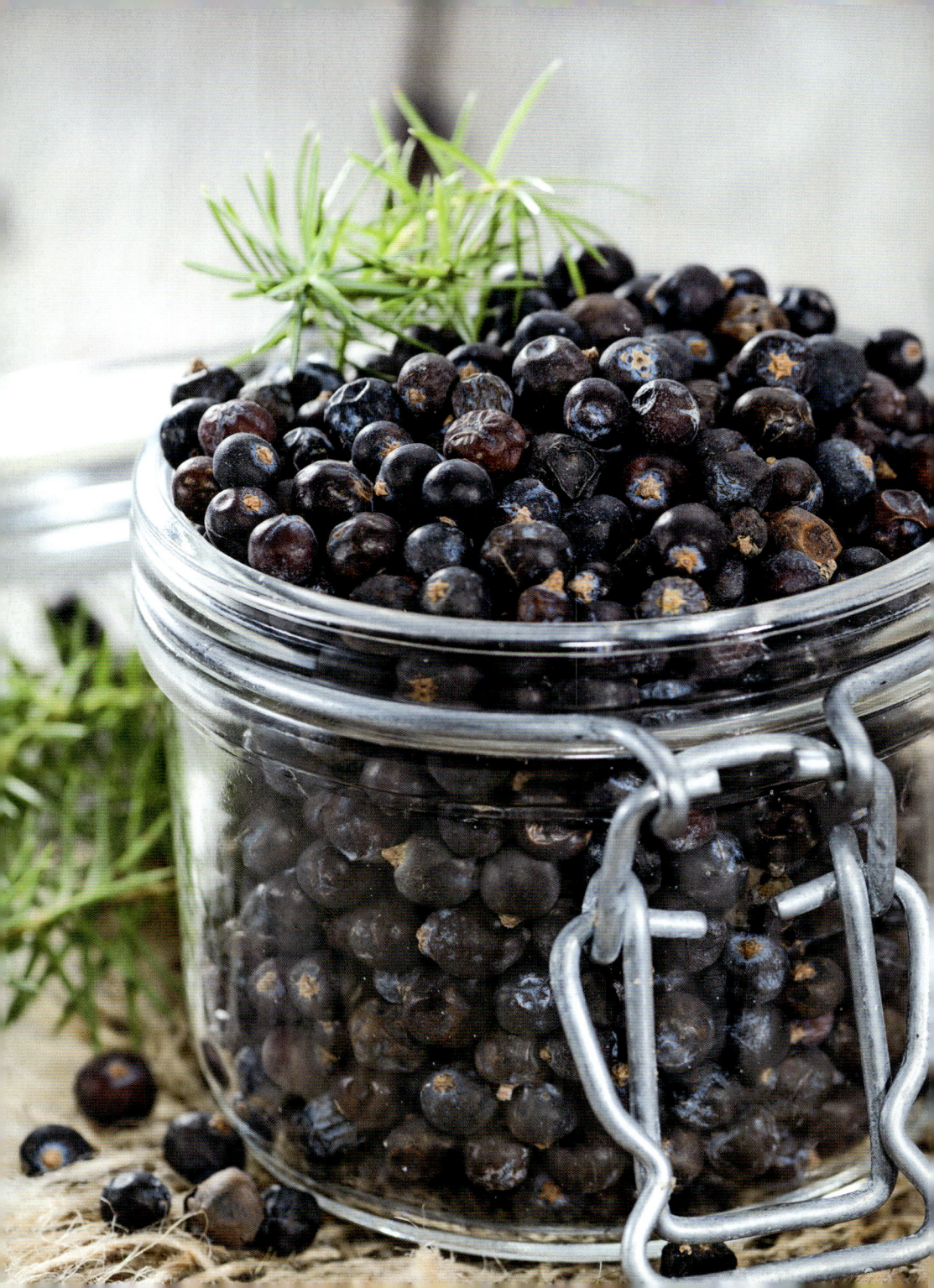

ERKRANKUNGEN DER BLASE UND DER PROSTATA NATÜRLICH BEHANDELN

Von der Blasenentzündung über Reizblase, Blasensteine, Harninkontinenz bis hin zu Prostatabeschwerden – die Erkrankungen rund um die Blase und die Prostata werden in diesem Kapitel ausführlich beschrieben. Sie erfahren, wie Sie die Beschwerden mit natürlichen Mitteln behandeln können, darüber hinaus erhalten Sie viele Tipps zur Vorbeugung.

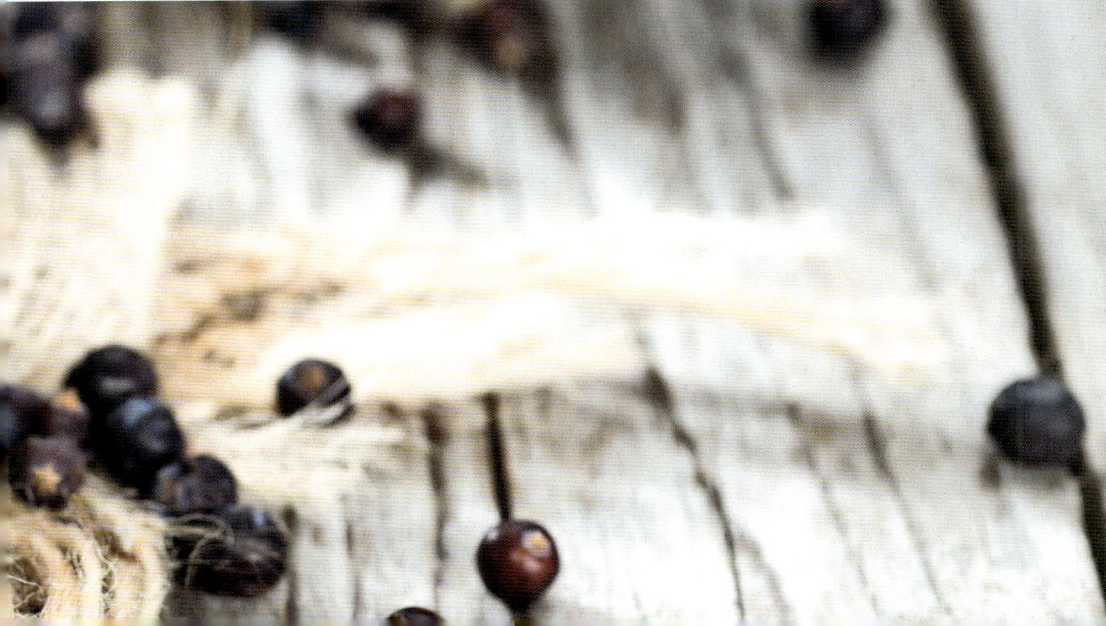

Blasenentzündung

Wie Sie bereits gelesen haben, gehören Erkrankungen der Blase zu den häufigsten Beschwerden überhaupt. Dazu gehört auch die Blasenentzündung, vom Arzt als „Zystitis" bezeichnet (griech. „zystis" = Harnblase, die Endung „-itis" steht für eine Entzündung). Da die Blase zusammen mit der Harnröhre die unteren Harnwege bildet, gehört die Blasenentzündung zu den unteren Harnwegsinfekten.

Etwa 25 Prozent der Frauen leiden einmal pro Jahr darunter, dagegen ist nur etwa jeder achte Mann betroffen. Damit ist die Blasenentzündung die häufigste bakterielle Infektion bei Frauen. Ungefähr 25 Prozent der Harnwegsinfekte kehren trotz Therapie ständig wieder. Bei sexuell aktiven Frauen ist der Geschlechtsverkehr der häufigste Auslöser. Erst ab etwa dem 60. Lebensjahr gleichen sich die Infektionszahlen beider Geschlechter an.

Wie kommt es zu einer Blasenentzündung?

Bei einer Blasenentzündung ist die Schleimhaut der Blase oder die gesamten Blasenwand entzündet. Die Ursache sind meist Darmbakterien, die über die Harnröhre in die Blase gelangen.

Dies passiert bei Frauen schneller als bei Männern, daher sind sie deutlich anfälliger für eine Blasenentzündung. Bei Männern ist die Harnröhre und damit der Weg zur Blase vergleichsweise lang und von den Bakterien nicht so leicht zu überwinden. Dagegen stellt die kurze Harnröhre der Frauen für die Bakterien kein großes Hindernis dar. Zudem liegen die Ausgänge von Darm, Scheide und Harnröhre dicht beieinander, so können Keime – zum Beispiel bei der Toilettenhygiene – schnell vom Darm in die Harnröhre gelangen. Aber auch während des Geschlechtsverkehrs gelangen durch die Bewegungen des Penis und dem Streicheln nahe der Harnröhre Keime ins Blaseninnere.

Die Entstehung einer Blasenentzündung wird begünstigt, wenn sich der Urin zu lange in der Blase befindet. Dies ist zum Beispiel der Fall, wenn wir zu wenig trinken und daher die Blase seltener entleeren. Denn je länger sich der Urin in der Blase befindet, desto mehr Zeit haben Bakterien, sich darin zu vermehren.

Entzündung der Blasenwand

Normalerweise bietet die Harnröhre genügend Schutz, und eine gewisse Anzahl Bakterien verkraftet auch die Blase. Um sich gegen die Quälgeister und gegen die hohe Salzkonzentration im Urin zu schützen, weist die Blasenwand eine dünne Schleimschicht auf, die verhindert, dass Bakterien daran haften können. Ist diese Schicht jedoch beschädigt, ist der Ansturm der Bakterien zu groß oder sind die Keime längere Zeit in der Blase, entzündet sich die Schleimhaut oder auch die Blasenwand. Die Keime halten sich mittels kleiner Anhängsel (Pili) an der Blasenwand fest, geben ihre Gifte an die Zellen ab und lösen so eine Entzündung aus, die die Blasenwand anschwellen lässt.

Bakterien bleiben zu lange in der Blase, wenn wir zu wenig trinken und daher zu selten auf die Toilette gehen. Aber auch Restharn in der Blase ist ein guter Nährboden für Keime. Das Problem gibt es häufig bei Diabetes, neurologischen Erkrankungen wie Multiple Sklerose oder vorangegangenen Unterleibsoperationen (z. B. nach den Inkontinenzoperationen, bei denen ein Band unter die Harnröhre gelegt wird). Dabei sollten Sie wissen, dass die Blase nie vollständig leer wird. Jedoch sollte die Restharnmenge deutlich unter 100 Milliliter liegen. Dies kann man ganz einfach mit Ultraschall feststellen.

Bei Männern wird eine Blasenentzündung meist durch eine vergrößerte Prostata hervorgerufen. Diese verursacht Probleme beim Wasserlassen, was zu Restharn in der Blase führen kann. Mehr dazu erfahren Sie im Kapitel „Prostata".

!

Üblicherweise hält das ständige Spülen der Blase mit Urin die Anzahl der Bakterien gering. Doch gehen wir zu selten auf die Toilette, können sich die Keime stark vermehren.

Unvollständige Blasenentleerung – Bildung von Restharn

Bei Gesunden wird die Blase beim Wasserlassen nahezu vollständig entleert. Ist dieser Vorgang jedoch gestört, kann Harn in der Blase zurückbleiben, der sogenannte Restharn. Mögliche Ursachen sind z. B. eine Fehlfunktion der nervlichen Steuerung, eine Schwäche des Blasenmuskels, Zuckerkrankheit, eine vergrößerte Prostata, etc.

Durch den verbliebenen Restharn wird die Blase schneller wieder voll und es kommt zu häufigem Wasserlassen. Leider begünstigt der verbleibende Restharn auch die Entstehung einer Blasenentzündung.

Um die Blase wieder vollständig zu leeren oder um zumindest den Restharn zu reduzieren, empfiehlt Dr. Reitz in seinem Buch „Gesunde und starke Blase" das „zweizeitige" Wasserlassen. Das heißt, dass man nach der normalen Entleerung etwa eine Viertelstunde wartet und dann erneut zur Toilette geht. „Meist kommt es dann nochmals zu einer Entleerung, und die Blase ist danach mehr oder weniger restharnfrei", so Dr. Reitz.

Zu wenig Schutz vor Bakterien

Schwache Abwehrkräfte der Blasenschleimhaut können eine Blasenentzündung hervorrufen, zum Beispiel durch viele vorausgegangene Entzündungen.

Bei Frauen in den Wechseljahren kommt hinzu, dass der Östrogenspiegel sinkt, den die Blase benötigt, um einen ausreichenden Schutz vor den Keimen zu gewährleisten. Die Blasenschleimhaut wird dünner und damit anfälliger. Der Gynäkologe kann mit Hilfe eines Abstrichs prüfen, ob die Vaginalhaut ausreichend mit Östrogen versorgt und daher ausgereift ist. Er kann auch überprüfen, ob die Blase ausreichend entleert wird.

Spermientötende Mittel zur Empfängnisverhütung können die Schleimhaut reizen, sodass Infektionen leichter entstehen können.

!

Etwa 1 bis 2 Prozent der Frauen bekommen eine Harnwegsinfektion, während sie schwanger sind. Auch hier sind meist Darmbakterien schuld, die in die Blase eingedrungen sind.

Bei älteren Frauen können aufgrund von Gebärmuttervorfall, Blasenverletzungen und Nierensteinen Harnwegsinfektionen leichter vorkommen.

Zwei bis vier Wochen nach der Einnahme von konventionellen Antibiotika kann das Risiko für Harnwegsinfekte wiederum höher sein. Das liegt daran, dass möglicherweise die Mittel die Scheidenflora verändern und sich Krankheitskeime dann leichter ausbreiten können.

Erreger der Blasenentzündung

Es gibt zahlreiche Erreger, die die Entzündung hervorrufen können. In der Regel sind es Bakterien, seltener Viren oder sogenannte Eukaryonten (z. B. Pilze), die denselben Zellaufbau haben wie wir und deshalb besonders schwer zu behandeln sind. Das mit Abstand häufigste Bakterium, das eine Blasenentzündung verursacht, ist Escherichia coli, das gefürchtetste Pseudomonas aeruginosa.

> **!**
>
> Das mit Abstand häufigste Bakterium, das eine Blasenentzündung verursacht, ist Escherichia coli.

Symptome einer Blasenentzündung

Die ersten Anzeichen einer Blasenentzündung sind in der Regel Schmerzen und Brennen beim Wasserlassen. Auch ein häufiger Drang, die Toilette aufzusuchen, obwohl kaum nennenswerte Flüssigkeitsmengen aus der Blase kommen, gehört oft dazu. Häufig bedeutet das, man muss stündlich oder noch öfter auf die Toilette, während normalerweise mindestens zwei Stunden zwischen zwei Toilettengängen liegen.

Der Urin ist trübe und riecht übel, unter dem Mikroskop sieht man darin Bakterien und weiße Blutkörperchen als Entzündungsreaktion.

Weitere Symptome für eine Blasenentzündung können sein:
- Bauchkrämpfe
- Urin kann nur in kleinen Mengen oder nur unter Pressen ausgeschieden werden

- Der Urinstrahl ist dünner als sonst und seine Farbe hat sich verändert
- Schmerzen im Unterbauch
- Schwierigkeiten, den Harn zu halten
- Blut im Urin, was schon in geringstem Maß eine intensive Rotfärbung des Urins zur Folge hat

!

In rund 5 Prozent der Fälle verläuft ein Harnwegsinfekt völlig ohne spürbare Symptome.

Ist der Urin blutig, riecht unangenehm und kommen Schmerzen im unteren Bauchraum hinzu, hilft nur der Gang zum Arzt. Fieber, Schüttelfrost und Schmerzen im unteren Rücken können auch auf eine Entzündung der oberen Harnwege oder der Nieren hindeuten.

Welche Bereiche sind betroffen?
Welche Symptome im Einzelfall auftreten, hängt zum einen von der Schwere des Infekts ab, zum anderen von den betroffenen Strukturen.

!

Bei Frauen sind Harnwegsinfekte meist unkompliziert. Werden sie behandelt, sind sie meist nach zwei bis drei Tagen verschwunden – oft gehen die Symptome von alleine zurück.

Sind nur die unteren Harnwege, also Blase oder Harnröhre, von der Harnwegsinfektion betroffen, bleiben fieberhafte Symptome oft aus. Sind dagegen die oberen Harnwege beteiligt, ist der Infekt also über die Harnleiter zur Niere gelangt (Nierenbeckenentzündung), kommt es typischerweise zu Fieber.

Dann spricht man von einem schweren Harnwegsinfekt, der zu weiteren Symptomen führen kann wie Schüttelfrost, starken Schmerzen im Unterbauch, aber auch im Flanken-, Damm- und Genitalbereich. Es kann sich ein allgemeines Krankheitsgefühl einstellen, das einer Grippe ähnelt. Übelkeit und Erbrechen können ebenfalls Anzeichen für einen schweren Harnwegsinfekt sein.

Symptome bei Säuglingen und Kindern

Bei Säuglingen können Harnwegsinfektionen zu hohem Fieber führen, ohne dass weitere Symptome auf eine Blasenentzündung hinweisen. Auch Erbrechen und Durchfall kommen in diesem Alter als Folgen einer Harnwegsinfektion vor.

Bei älteren Kindern können die Symptome nur gering ausgeprägt sein. Dann fühlen sie sich allgemein krank, haben Fieber und Bauchschmerzen. Kinder, die bereits trocken waren, können tagsüber unfreiwillig Urin verlieren und nachts wieder einnässen. Generell sind Harnwegsinfekte bei Kindern (bei Jungen und Mädchen) eher selten. Tritt dennoch ein Infekt auf, muss man untersuchen, ob anatomische oder funktionelle Anomalien mit Harnabflussstörungen vorliegen. Dann kann man bleibende Schäden im Kindesalter vermeiden.

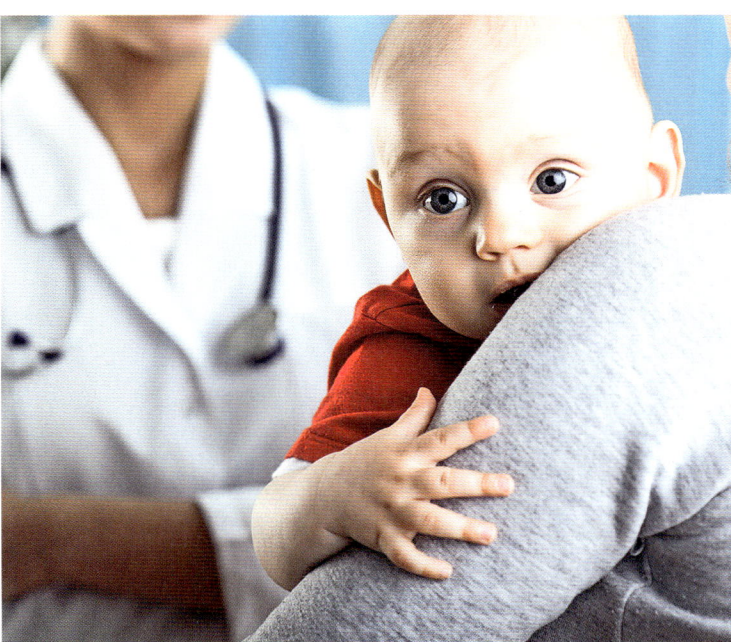

Bei Säuglingen können Harnwegsinfekte zu hohem Fieber führen, ohne dass weitere Symptome auf eine Blasenentzündung hinweisen.

Wann sollte man besser zum Arzt gehen?

„Ohne Risikofaktoren wie Harnsteine, Tumore, Katheter oder Diabetes verläuft die Mehrzahl der Harnwegsinfekte unkompliziert", so Jürgen Steinert in „Ökotest". Das bedeutet im Klartext: Nierenschäden muss man bei einer normalen Harnwegsinfektion in der Regel nicht befürchten.

Daher können Sie leichtere unkomplizierte Harnwegsinfektionen selbst behandeln. Im Kapitel über die natürlichen Behandlungsverfahren haben Sie pflanzliche Antibiotika und Heilpflanzen kennengelernt, die bei der Behandlung bei einer leichten Harnwegsinfektion mit Erfolg eingesetzt werden können.

Gerade wenn Sie häufiger unter einem Harnwegsinfekt leiden und die Symptome bereits kennen, können Sie sich ohne Arzt helfen. Sobald jedoch Fieber auftritt, die Nierengegend schmerzt und der Urin blutig ist, sollten Sie trotzdem zum Arzt gehen. Dies gilt auch dann, wenn sich die Beschwerden nach spätestens drei bis fünf Tagen nicht deutlich gebessert haben.

Sollten Sie zum ersten Mal Blasenbeschwerden haben, ist es auf jeden Fall ratsam, einen Arzt aufzusuchen. Nur auf diese Weise können Sie die Ursache herausfinden und eine geeignete Therapie finden.

Schwangere Frauen sollten bei jedem Harnwegsinfekt zum Arzt gehen, da bei ihnen die Gefahr besteht, dass sich eine an sich harmlose Blasenentzündung auf die Nieren ausbreitet. Eine derartige Nierenbeckenentzündung kann sehr schwer verlaufen und die Funktion der Nieren beeinträchtigen.

Auch Diabetiker, die Beschwerden beim Wasserlassen haben, sollten einen Arzt aufsuchen. Ihr Immunsystem ist oft geschwächt und wird mit den Erregern meist nicht allein fertig. Dazu kommt, dass Veränderungen in der Funktion der Nerven zu einem gestörten Harnabfluss führen können.

Außerdem gehört jeder komplizierte Harnwegsinfekt in ärztliche Hand. Bei Männern kann man das Spektrum der Erreger

!

Wird die Blasenentzündung nicht behandelt, kann es zu einem weiteren Aufstieg der Keime und einer Nierenbeckenentzündung kommen.

sehr viel schlechter abschätzen als bei Frauen, oftmals ist die Prostata beteiligt. Ist diese vergrößert, muss ein Arzt entscheiden, welche Behandlung sich am besten eignet.

Säuglinge, die ohne erkennbaren Grund Fieber haben, müssen immer ärztlich untersucht werden, da ein Harnwegsinfekt der Grund sein kann. Klagen Kinder über Schmerzen beim Wasserlassen, sollten sie ebenfalls so bald wie möglich von einem Arzt untersucht werden.

Bei Säuglingen und Kindern mit einem Harnwegsinfekt muss man den Harntrakt sehr sorgfältig daraufhin untersuchen, ob er Fehlbildungen oder Fehlfunktionen aufweist. Dabei sind Jungen im Kleinkindalter stärker betroffen als Mädchen, da sie öfter Fehlbildungen des Harntrakts haben.

Wie behandelt ein Arzt die Blasenentzündung?

Als erstes untersucht ein Arzt den Urin auf mögliche Bakterien. Auch Blut und Eiweiß im Harn weisen auf eine Entzündung hin. Der Schnelltest zeigt nur an, dass eine Entzündung vorhanden ist, welche Bakterien die Infektion ausgelöst haben, zeigt er nicht. Tritt die Entzündung zum ersten Mal auf, reicht der Schnelltest für eine Diagnose aus.

In der Regel wird Ihnen der Arzt ein Antibiotikum verschreiben, nicht zuletzt, um zu verhindern, dass die Blasenentzündung chronisch wird. Dies müssen Sie meist für drei Tage nehmen und nach einem Tag Pause kontrolliert der Arzt den Urin erneut, um sicherzustellen, dass die Behandlung erfolgreich war.

Per Ultraschall wird auf Harnsteine oder eine verengte Harnröhre untersucht. Um weitere Ursachen für die Blasenentzündung auszuschließen, kann auch eine Spiegelung der Harnwege sinnvoll sein.

Sie müssen unbedingt darauf achten, eine Blasenentzündung nicht zu verschleppen. Wiederkehrende Harnwegsinfekte können zu einer erheblichen Einbuße an Lebensqualität führen und mit

!

Bei einer komplizierten oder wiederholten Blasenentzündung sind die Heilungschancen umso besser je eher die Ursache entdeckt wird.

jedem weiteren Infekt sind sie schwieriger auszuheilen. Manchmal kann eine Harnblaseninfektion auch in eine chronische Blasenentzündung übergehen, die kaum mehr vollständig auszuheilen ist. Dann kann es zu bleibenden Gewebeveränderungen, anhaltenden Beschwerden und ständigen Rückfällen kommen.

Trotzdem erfordert nicht jeder Harnwegsinfekt ein Antibiotikum. Wenn Sie nur häufiger auf die Toilette müssen und beim Wasserlassen ein Brennen verspüren, ohne weitere Symptome, reicht es möglicherweise aus, wenn Sie schnell natürliche Mittel einsetzen: Trinken Sie viel und trinken Sie Tees aus den beschriebenen Heilkräutern, um die Entzündung zu überwinden. Lassen allerdings die Beschwerden nach spätestens zwei bis drei Tagen nicht nach, ist ein Besuch beim Hausarzt oder besser gleich beim Urologen ratsam. Dann muss der Infekt meist doch mit einem Antibiotikum behandelt werden.

Verlauf der Blasenentzündung

Je nach Ursache des Infekts und der hoffentlich richtigen Behandlung läuft die Blasenentzündung folgendermaßen ab: Bei einer unkomplizierten Harnwegsinfektion verschwinden die Bakterien manchmal von alleine (sog. Spontanheilung). Helfen auch die beschriebenen pflanzlichen Antibiotika oder Heilkräuter nicht, zeigt die Behandlung mit konventionellen Antibiotika in der Regel innerhalb weniger Tage Erfolg.

Sie sollten wissen, dass die typischen Beschwerden wie Brennen beim Wasserlassen, verstärkter Harndrang oder Schmerzen im Unterbauch noch zwei bis drei Tage fortbestehen können, da nach der Beseitigung der Erreger die Entzündungsreaktionen im Körper erst abklingen müssen. Anschließend ist die Harnwegsinfektion dann aber völlig ausgestanden. Ist dies nicht der Fall, ist eine intensivere Behandlung durch einen Urologen erforderlich, um zu verhindern, dass die Entzündung auf die Nieren übergeht oder chronisch wird.

Ärzte sprechen von „rezidivierenden", also wiederkehrenden Harnwegsinfektionen, wenn es mindestens dreimal im Jahr oder zweimal pro Halbjahr zu einer Zystitis kommt. Diese wiederkehrenden Entzündungen können eine starke Belastung für betroffene Frauen sein. Trotz langwieriger Therapien kann der erwünschte Erfolg ausbleiben – die Infekte kommen immer wieder. Warum dies so ist, weiß man oft nicht. Möglicherweise handelt es sich um andere Keime als Escherichia coli, zum Beispiel um Bakterien, die mittlerweile gegen die gängigen Antibiotika resistent sind. Daher muss bei wiederkehrenden Infekten der Harnwege der verantwortliche Keim genau bestimmt werden. Ist er gefunden, kann eine gezielte Antibiotika-Therapie helfen.

! Eine Blasenentzündung kann akut auftreten oder chronisch immer wiederkehren.

Einer Blasenentzündung vorbeugen

Folgende Maßnahmen sind zu empfehlen, um eine Blasenentzündung erst gar nicht zu bekommen oder eine Neuinfektion zu vermeiden:

An erster Stelle steht die Aufforderung: Nehmen Sie immer ausreichend Flüssigkeit zu sich. Täglich 1,5 Liter, im Sommer und wenn Sie anfällig sind für Blasenentzündungen, auch mehr. Damit wird die Blase gut durchgespült und Entzündungserreger werden mit dem Urin ausgeschwemmt. Dies gilt auch dann, wenn ein Antibiotikum verabreicht wurde, denn damit unterstützen Sie die Wirksamkeit und die Verträglichkeit des Medikaments. Als Getränke sind Wasser, Obstsaftschorle und einfache Kräutertees (siehe Seite 63) zu empfehlen. Am besten wechseln Sie die Teesorte immer mal wieder, da auch pflanzliche Arzneien nicht über einen längeren Zeitraum eingenommen werden sollten. Alkohol ist ungeeignet, da er dem Körper Wasser entzieht. Stattdessen ist es auch empfehlenswert, Preiselbeer- oder Cranberrysaft (siehe Seite 31) vorbeugend zu trinken: täglich 100 bis 200 Milliliter.

Verzichten Sie bei akutem Harnwegsinfekt auf schleimhautreizende Nahrungsmittel (Kaffee, Alkohol, scharfe Gewürze).

! Für unterwegs sind Cranberry-Kapseln eine gute Alternative zum Saft. Nehmen Sie täglich 1 bis 2 Kapseln – und trinken Sie genügend.

Gehen Sie häufig zur Toilette und entleeren Sie die Blase möglichst vollständig, denn je länger der Urin in der Blase steht, desto mehr Bakterien können sich dort vermehren. Also bei Harndrang den Urin nicht verhalten.

Machen Sie es sich zur Gewohnheit, beim Wasserlassen eine entspannte Haltung einzunehmen und nicht stark zu pressen. So werden Sie Ihre Blase am ehesten vollständig entleeren.

Vermeiden Sie Kälte und Nässe im Bereich des Unterleibs. Das bedeutet, dass Sie sich beim Schwimmengehen gleich nach dem Verlassen des Wassers gründlich abtrocknen und nasse Badesachen möglichst durch trockene ersetzen. Tatsächlich treten Blasenentzündungen häufiger nach einem Schwimmbadbesuch auf. Werden die kühlen, nassen Badesachen nicht rechtzeitig durch trockene ersetzt, reduziert sich die Durchblutung der Haut und der Beckenorgane. Dadurch kann die Infektabwehr des Körpers schwächeln und die in der Blase vorhandenen Keime erhalten eine Chance für Wachstum und Vermehrung – ideale Voraussetzungen für eine Blasenentzündung. Trocknet man sich jedoch ausgiebig ab, wird die Hautdurchblutung angeregt. Trockene, warme Kleidung direkt nach dem Schwimmen kann einfach und sicher einer Blasenentzündung vorbeugen. Ein ähnlicher Mechanismus läuft beim Sitzen auf einem kalten Untergrund ab. Kissen oder eine Aluunterlage können hier wertvolle Dienste leisten.

Der Unterleib darf nicht auskühlen: Ziehen Sie daher nach dem Baden schnell warme und trockene Sachen an. Setzen Sie sich nicht auf kalte Steine o. Ä.

Ernähren Sie sich gesund. Vitamine und Mineralstoffe stärken Ihre Widerstandskraft, eine ausgewogene Ernährung regt die Verdauung an. Essen Sie viel Obst und Gemüse.

Wenn Sie zu Verstopfung neigen, ist eine Darmsanierung zu empfehlen, die der Hausarzt oder Gastroenterologe durchführen kann. Häufige Verstopfung kann sich negativ auf die Blasenfunktion auswirken, was sie anfälliger für Infekte macht, aber auch

ein Volumenverlust der Blase ist möglich, da der überfüllte Enddarm die Blase zusammendrückt.

Frauen sollten die Region von Scheide und After ausschließ-
lich „von vorne nach hinten" reinigen und abtrocknen. So verhindern sie, dass Keime aus dem Bereich des Afters verschleppt
werden.

Vor einer übertriebenen Reinigung mit Seifen, Sprays, Spülun-
gen oder sogar Intimpflege- und anderen Reinigungsmitteln wird
gewarnt. Diese Mittel zerstören die natürliche Keimflora, welche
einer Besiedlung durch krankmachende Keime entgegenwirken
kann. Verwenden Sie nur klares Wasser und milde, pH-neutrale
Produkte. Auch ein Bidet empfiehlt sich nicht. Eine Desinfektion
der Toilette ist ebenfalls unnötig, außer ein Familienangehöriger
hat eine hochansteckende Krankheit wie z. B. Cholera.

Bei Frauen kommt es auf die Wahl der Unterwäsche an: Modi-
sche String-Tangas erhöhen das Risiko für einen Harnwegsinfekt.
Denn String-Tangas haben im Unterschied zu normalen Slips
Kontakt zum After, dadurch haften Keime an ihnen, die problem-
los in Richtung Scheide gelangen können und von dort aus in die
Blase. Auch sind Baumwoll- und Mikrofaserslips solchen aus syn-
thetischen Fasern vorzuziehen. Sie sind luftdurchlässig und
trocknen schneller als die Synthetik-Stoffe, die obendrein schneller schwitzen lassen. Wenn Sie häufig eine Blasenentzündung haben, sollten Sie ausprobieren, ob die Wahl Ihrer Unterwäsche einen Einfluss hat.

Entscheidend ist bei Frauen auch das Verhalten nach dem Geschlechtsverkehr. Wasserlassen „danach" ist ein Schutz vor der
Blasenentzündung. Dadurch werden Keime aus der Harnröhre
entfernt, die beim Geschlechtsverkehr eindringen konnten. Achten Sie auf eine vollständige Blasenentleerung.

Bei häufigen Infektionen sind weiterführende diagnostische
Maßnahmen sinnvoll. Unter Umständen muss eine andere Ver-
hütungsmethode gewählt werden, so sind beschichtete Kondo-

!

Treten Blasen-
entzündungen vor
allem nach
häufigem
Geschlechtsverkehr
auf, spricht man
auch von Honey-
moon-Zystitis.

me, Diaphragmen oder Vaginalzäpfchen nicht zu empfehlen. Auch vaginal angewendete chemische Verhütungsmittel, Scheidenspülungen, Intimsprays und parfümierte Seifen schwächen den natürlichen Schutz der Schleimhaut.

Frauen in und nach den Wechseljahren haben häufig eine trockene Scheide, dann können vaginal angewendete Östrogenprodukte in Form einer Salbe oder eines Scheidenzäpfchens das Risiko für wiederkehrende Harnwegsinfektionen verringern. Östrogenhaltige Mittel zum Einnehmen haben diesen Effekt nicht. Infolge des Hormonmangels bildet sich die Schleimhaut in der Harnröhre zurück, so können Blaseninfekte leichter entstehen.

Männer sollten ihre Vorhaut beziehungsweise Eichel täglich (und vor dem Geschlechtsverkehr) reinigen.

Im Krankenhaus kann es durch Harnwegskatheter zu einer Harnwegsinfektion kommen. Hier ist neben der richtigen Handhabung der Katheter durch das medizinische Personal auch eine sorgfältige Hygiene wichtig.

Männer ab dem 50. Lebensjahr leiden häufig an einer vergrößerten Prostata. Sie behindert den Harnabfluss, sodass sich Restharn und Krankheitserreger in der Blase sammeln und Entzündungen verursachen können. Die Behandlung einer gutartigen Prostatavergrößerung kann ständigen Harnwegsinfekten vorbeugen (siehe Seite 117).

Einigen Patientinnen helfen sogenannte Probiotika. Dies sind Zubereitungen aus lebenden Keimen, zum Beispiel Milchsäurebakterien, die eine positive Wirkung auf den Organismus haben, insbesondere auf den Darm. Sie werden in Form von Tabletten eingenommen und können die Infektabwehr auf Schleimhäuten unterstützen.

Um wiederkehrenden Infekten vorzubeugen, können Sie auch gezielt Ihre körpereigene Immunabwehr stärken. Dazu gibt es spezielle Präparate mit Bestandteilen von Escherichia-coli-Bakterien, die über drei Monate lang täglich eingenommen werden. Später folgen mehrere Zyklen mit zehn Tagen der Einnahme. Diese Präparate müssen vom Arzt verordnet und vom Patienten selbst bezahlt werden.

Darüber hinaus gibt es eine Impfung zur Therapie und Prophylaxe wiederkehrender Harnwegsinfektionen. Die Impfung richtet sich gegen Escherichia-coli-Stämme, Proteus mirabilis, Morganella morganii, Klebsiella pneumoniae und Enterococcus faecalis, also gegen die häufigsten Ursachen bakterieller Harnwegsinfektionen. Es werden drei Spritzen im Abstand von ein bis zwei Wochen in den Oberarmmuskel gegeben, sodass nach wenigen Wochen alles überstanden ist. Ungefähr nach einem Jahr wird nochmals eine Spritze empfohlen. Die Impfung muss vom Arzt verschrieben werden, leider werden die Kosten auch dafür nicht erstattet. Betroffene berichten, dass diese Impfung sehr wirkungsvoll ist.

Einige der Bakterien, die regelmäßig eine Blasenentzündung verursachen, vermehren sich am besten, wenn der pH-Wert der Blase in einem neutralen (um pH 7) oder leicht alkalischen Milieu liegt (pH-Wert größer 7). Ist der pH-Wert des Urins dagegen niedrig, das heißt leicht sauer (ca. pH 5), sterben diese Bakterien ab oder können sich zumindest nicht mehr vermehren. Es gibt Wirkstoffe, die diese Ansäuerung bewirken (z. B. Ammoniumchlorid und Methionin). Den pH-Wert kann man mit einem Teststreifen messen. Leider gibt es auch Bakterien, die gerade dieses Milieu mögen. Dann wirkt diese Maßnahme leider nicht: Die Bärentrauben- und Birnenblätter, die bei den pflanzlichen Heilmitteln empfohlen werden, brauchen alkalischen Harn, um zu wirken. Ihre Anwendung ist auf wenige Tage zu begrenzen.

!

Die Impfung gegen Zystitis hilft nicht bei allen Erregern. Bevor Sie sich dafür entscheiden, sollten Sie sich daher gut informieren.

Sorgen Sie für warme Füße

Vor allem Frauen neigen zu kalten Füßen. Das ist Gift für die Blase! Denn Kälte selbst löst zwar keine Entzündungen aus, kann aber die körpereigene Abwehr schwächen. Es gibt verschiedene Möglichkeiten etwas gegen kalte Füße zu tun.

Ansteigende Fußbäder sorgen für warme Füße. Geben Sie etwa 33 Grad Celsius warmes Wasser in eine passende Schüssel und stellen Sie die Füße hinein. Nun gießen Sie alle zwei Minuten heißes Wasser nach, bis die Temperatur etwa 40 Grad Celsius erreicht hat. Bleiben Sie noch etwa 15 Minuten lang sitzen. Noch besser wirkt das, wenn Sie etwas Holzasche oder 2 Esslöffel Salz

Ansteigende Fußbäder, am besten mit Heilkräutern, sorgen für schön warme Füße.

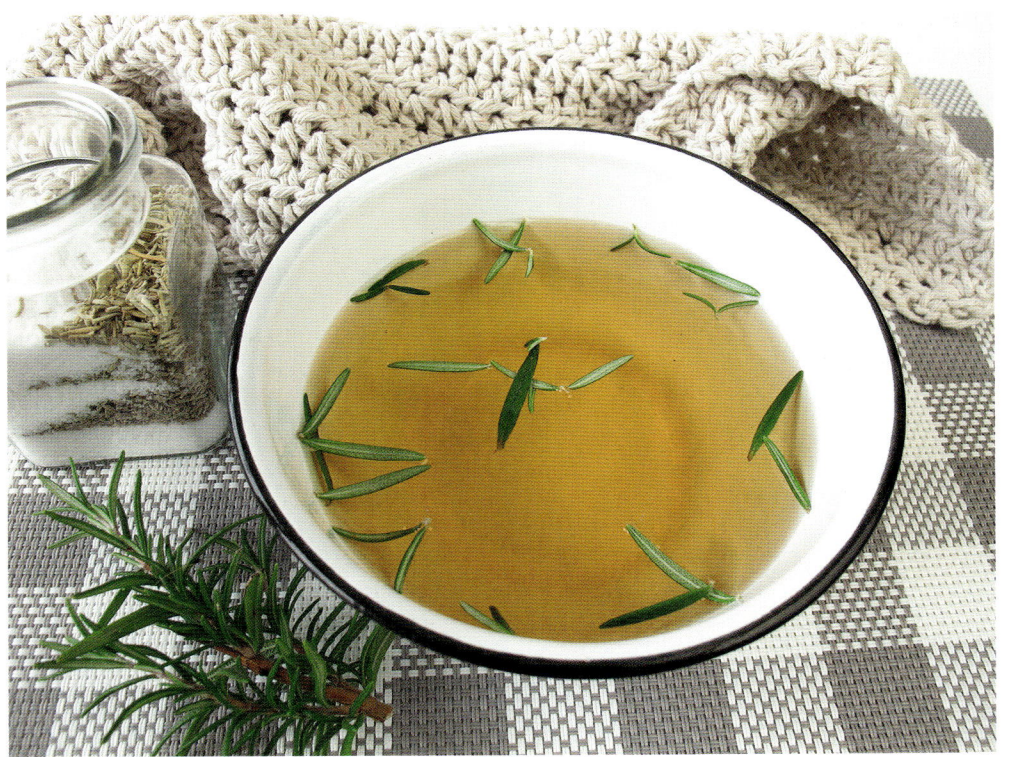

im Wasser auflösen. Regelmäßig angewendet, sollte dies kalte Füße auf Dauer verhindern. Heilkräuter wie Eukalyptus, Rosmarin oder Rosskastanie wirken als Zusätze durchblutungsfördernd. Auch drei Tropfen Zimtöl, der Saft von zwei Zitronen oder 20 Gramm Senfmehl pro Fußbad soll gegen die kalte Füße helfen.

Massagen: Sanftes Kneten fördert die Durchblutung der Füße und hilft dabei, Eisfüße aufzutauen. Eine Fußcreme mit durchblutungsfördernden Kräutern unterstützt die Wirkung. Auch Massagen mit einer Bürste oder einem Massagehandschuh helfen: Beginnen Sie jeweils an der Außenseite des Beins mit kreisenden Bewegungen zu massieren, vom Knöchel bis zum Oberschenkel hinauf, dann an der Innenseite wieder hinunter.

Fußgymnastik: Machen Sie morgens und abends zehn Minuten Fußgymnastik, dies kurbelt die Durchblutung an. Zuerst die Zehen strecken, anschließend die Fußgelenke kreisen lassen und zum Schluss die Füße anziehen und wieder ausstrecken. Sie können auch versuchen, mit den Zehen ein Handtuch zu greifen. Oder Sie rollen die nackten Fußsohlen zehn Minuten lang über einen Igelball.

Wassertreten – frei nach Kneipp – zwei Mal täglich in warmem Wasser taut die Füße auf. Das können Sie einfach in der Badewanne oder Duschwanne machen. Anschließend brausen Sie die Beine unterhalb des Knies kühl ab. Das fördert die Durchblutung.

> **!**
> Im Bett werden die Füße wieder warm, wenn Sie sie jeweils in die Kniekehle des anderen Beines klemmen.

Die Reizblase

Unter einer Reizblase – auch als überaktive Blase bezeichnet – leidet man, wenn man ständig das Gefühl hat, auf die Toilette gehen zu müssen, selbst dann, nachdem man die Blase entleert hat. Das Gehirn erhält ständig die Information, dass die Blase gefüllt ist, oder die Muskulatur der Blase zieht sich plötzlich zusammen. Leider kommt dies auch nachts vor.

Wenn Sie jede Stunde oder noch öfter auf die Toilette müssen, wird das zu einem echten Problem. Von einem gehäuften Toilettengang spricht man, wenn Sie öfter als acht Mal am Tag auf die Toilette müssen. Wenn Sie allerdings sehr viel trinken, kann das auch häufiger sein.

Leiden Sie unter einer Reizblase, sollten Sie auf gar keinen Fall weniger trinken. Damit erreichen Sie möglicherweise das genaue Gegenteil: Trinken Sie zu wenig, erhöht sich die Urinkonzentration, was wiederum die Blasenmuskulatur reizen kann.

Ursachen einer Reizblase

!

Die Ursachen für eine Reizblase müssen unbedingt von einem Urologen abgeklärt werden.

Die Reizblase ist eine Form der Blasenschwäche, die nach häufigen Blasen-, Nierenbecken- oder Nierenentzündungen entstehen kann. Sie kann aber auch durch Operationen, hormonelle Störungen, Angst oder Stress ausgelöst werden. Bei Männern kann sie durch eine vergrößerte Prostata entstehen. Auch schwache Entzündungen mit schlecht nachweisbaren Keimen oder eine Fehlfunktion der Beckenbodenmuskulatur kann eine Erklärung sein.

Sogar kühle Getränke, aber auch Kälte oder Nässe, Aufregung oder Geschlechtsverkehr können die Symptome einer Reizblase auslösen und verstärken sowie seelische Ursachen, wie Platzangst oder eine Zwangserkrankung.

Es wurde bereits mehrmals gesagt, dass es wichtig ist, viel zu trinken. Bei einer überaktiven Blase sollten Sie dies auch tun – Sie sollten es jedoch vermeiden, innerhalb kurzer Zeit eine große Menge an Flüssigkeit zu sich zu nehmen. Auch Kaffee, Tee, kohlensäurehaltige und besonders saure Getränke sind ungünstig. Wenn Sie nachts häufig raus müssen, sollten Sie die tägliche Trinkmenge über den Tag verteilt möglichst vor 18 Uhr zu sich nehmen, am Abend besser reduzieren. Übergewicht verstärkt das Problem oft, daher hilft es, abzunehmen.

Behandlung einer Reizblase

Um herauszufinden, welche Ursachen die Reizblase hat, müssen Sie einen Urologen konsultieren. Dort erhalten Sie den Auftrag ein Miktionstagebuch (siehe Seite 15) zu führen. Dann wird der Urin auf mikrobielle Erreger untersucht und die Harnwege werden mittels Ultraschall überprüft. Auch eine Blasendruckmessung hilft, die Entleerung über die Harnröhre zu untersuchen.

In der Regel verordnet ein Arzt Medikamente, sogenannte Anticholinergika, die beachtliche Nebenwirkungen haben.

Wenn andere Behandlungen keinen Erfolg zeigen, können Sie den Arzt nach einer Therapie mit Botulinumtoxin (Botox) fragen. Diese Therapie ist seit 2013 in Deutschland zugelassen und die Wirksamkeit ist nachgewiesen.

Plötzlicher Harndrang bei überaktiver Blase
Tritt der Harndrang plötzlich auf und ist keine Toilette in der Nähe, gibt es folgende Tricks:
- Stehenbleiben, hinsetzen oder hinhocken und die Beine überkreuzen
- Sanfter Druck auf den Damm durch Sitzen auf eine Sessellehne
- Den Beckenboden für 15 bis 20 Sekunden anspannen
- Für einige Sekunden auf die Zehen stellen

Entspannungsverfahren

Bei einer Reizblase helfen häufig körperliche und seelische Entspannung, es wird autogenes Training oder die progressive Muskelentspannung nach Jacobson empfohlen. Diese Methoden helfen loszulassen und bewusst zu entspannen. Im Rahmen der progressiven Muskelentspannung spannt man nacheinander alle Muskeln an, auch die Muskulatur der Blase. Mit etwas Übung können auf diese Weise Blase beziehungsweise Harndrang besser kontrolliert werden. Lernen kann man dies bei Volkshochschulen, während einer Reha oder Kur. Auch Krankenkassen vermitteln oft entsprechende Angebote.

Kontinenztraining (Blasentraining)

Mit einem Kontinenztraining wird die Blase trainiert, oft kann man dadurch das Fassungsvermögen der Blase erhöhen. Sie versuchen den ersten Harndrang 20 Minuten zu unterdrücken. Dies tragen Sie jeweils in Ihr Miktionstagebuch ein, so können Sie sehen, wann sich die ersten Erfolge einstellen. Dann versuchen Sie die Abstände zwischen den Toilettengängen schrittweise zu vergrößern, bis die Blase nicht mehr ständig kontrolliert werden muss.

> **!**
>
> Für das Kontinenztraining ist Ihr Miktionstagebuch wichtig. Mehr dazu lesen Sie auf Seite 15.

Ansteigende Sitzbäder

Sitzbäder mit ansteigender Temperatur können die Beschwerden möglicherweise lindern. Dazu lassen Sie warmes Wasser in die Badewanne laufen, bis die Nieren bedeckt sind. Warme Tücher sorgen dafür, dass der Oberkörper nicht auskühlt. Damit Unterschenkel und Füße trocken bleiben, legt man sie auf den Wannenrand.

Dann erwärmen Sie das Sitzbad schrittweise. Sie beginnen mit einer Wassertemperatur von 36 Grad Celsius und fügen alle 10 Minuten warmes Wasser hinzu, bis etwa 39 Grad Celsius erreicht sind. Durch die ansteigende Wärme des Wassers beginnt man zu schwitzen, Verkrampfungen können sich lösen. Dieses Bad sollte nicht länger als eine halbe Stunde dauern, damit Herz und Kreislauf nicht zu stark belastet werden. Anschließend sollten Sie eine Stunde ausruhen, am besten im warmen Bett.

Allgemeine Maßnahmen

- Tragen Sie immer ausreichend warme Kleidung und setzen Sie sich nicht auf kalten Untergrund (Sitzkissen oder Thermo-Unterlagen verwenden).
- Verzichten Sie auf Genuss- und Lebensmittel, die die Schleimhaut reizen (Kaffee, Alkohol, scharfe Gewürze), bzw. den Urin ansäuern (Fleisch, Milch, Spargel, Spinat, Erdbeeren).
- Trinken Sie reichlich (2–3 Liter pro Tag), um die Harnwege durchzuspülen, mehr dazu auf Seite 13.
- Ansteigende Fußbäder (siehe Seite 88), warme Sitzbäder und feuchtwarme Auflagen auf dem Unterbauch, die man durch Pflanzenextrakte verstärken kann, wirken entkrampfend und schmerzlindernd.

Heilkräuter für die Reizblase

Jüngere klinische Studien zeigten, dass Heilkräuter bei leichten bis mittelschweren Verläufen einer Reizblase sehr gut helfen können. Ist die Reizblase mit Schmerzen und Krämpfen verbunden, ist eine kombinierte Gabe mit konventionellen Medikamenten erforderlich. Dabei können Goldrutenkrautextrakte auch Krämpfe lindern. Die folgenden Heilkräuter können helfen.

Baldrian

Baldrian (Valeriana officinalis bzw. radix: Wurzel) ist ein bewährtes Hausmittel gegen Nervosität und zählt zu den ältesten Heilmitteln mit beruhigender Wirkung. Aber er hilft auch gegen die Reizblase.

Darreichungsform: Es ist eine tägliche Menge von 600 Milligramm ethanolisch-wässrigem Baldrianwurzel-Trockenextrakt nötig, bzw. 2 bis 3 Gramm getrocknete Baldrianwurzel. Produkte, bei denen Sie diese Dosierung nicht erkennen können, sollten Sie besser im Regal stehen lassen. Apotheken bieten in der Regel die Gewähr, dass man genügend Wirkstoff bekommt. Auch da auf die Menge achten!

Sie bekommen das Kraut als Tee, Tinkturen, Kapseln, Dragees, Presssaft und Badezusatz. Lesen Sie die Gebrauchsanweisung der Zubereitungen genau durch, denn in geringen Mengen hat Baldrian eine anregende Wirkung.

Die Wurzel wird zum Beispiel in Form einer Teeabkochung verwendet. Dafür übergießen Sie 2 Teelöffel oder ca. 1,5 Gramm Baldrianwurzel mit 150 Millilitern heißem Wasser, 5 Minuten abgedeckt ziehen lassen und abseihen.

Am besten ist jedoch ein Kaltauszug. Dazu 1 bis 2 Teelöffel Baldrianwurzel mit 150 Millilitern kaltem Wasser übergießen. Das Ganze etwa zwölf Stunden ziehen lassen und abseihen. Den Tee auf Trinktemperatur erwärmen und in kleinen Schlucken zu sich nehmen.

Auch die Blüten ergeben einen Tee, der deutlich milder als die Wurzel wirkt und angenehmer riecht. Leider gibt es ihn meist nicht im Handel, Sie müssen die Blüten selbst suchen. Diese können Sie man dann wahlweise als Kaltauszug oder als Teeabkochung zubereiten.

Für Baldriantropfen liegt die passende Dosierung bei ½ bis 1 Teelöffel (2–3 ml) – zum Beispiel auf einem Würfelzucker, besser in etwas Wasser. Die übliche Einnahme von 10 bis 20 Baldriantropfen (Baldriantinktur) entspricht einer deutlichen Unterdosierung!

Hopfen

Hopfen (Lupuli strobulus) dient hauptsächlich als Beruhigungs- oder Schlafmittel, hilft aber auch bei einer Reizblase. Dafür verwendet man die Hopfenzapfen, das sind die weiblichen Blütenstände des Hopfens. Man findet ätherische Öle und Bitterstoffe in ihnen: Humulon und Lupulon, aus denen während der Lagerung

> **!**
>
> Reiner Baldriantee schmeckt nicht besonders gut. Daher wird er meist in Teemischungen verwendet.

andere flüchtige Verbindungen entstehen. Letztere werden bei längerer Aufbewahrung in eine spezielle Verbindung umgewandelt, der man die stark beruhigende Wirkung der Pflanze zuschreibt.

Darreichungsform: Als Einzeldosis werden 0,5 Gramm Hopfenzapfen, mehrmals täglich, empfohlen. In Fertigarzneimitteln sollte – kombiniert mit Baldrian – der Hopfenextrakt in einer Konzentration von 10 bis 65 Milligramm vorliegen, ohne Baldrian von 40 bis 90 Milligramm Trockenextrakt.

Hopfenzapfen werden als geschnittenes Heilkraut, Pulver oder Trockenextraktpulver für Aufgüsse und Abkochungen oder andere Zubereitungen angeboten. Auch flüssige und feste Varianten zum Einnehmen kennt man.

Für einen Tee übergießt man 1 bis 2 Teelöffel Hopfenzapfen mit 150 Millilitern siedendem Wasser und lässt das Ganze abgedeckt 10 bis 15 Minuten ziehen. Über den Tag verteilt trinken Sie davon 2 bis 3 Tassen und vor dem Schlafengehen noch einmal eine Tasse. Reiner Hopfentee schmeckt nicht besonders gut, Sie können ihn aber gut zum Beispiel mit Melissenblättern mischen.

Kürbissamen

Als Heilpflanze ohne Kombinationen, also als Einzelpräparat, wirkt der Arzneikürbis. Dessen Samen (Cucurbitae peponis semen L. Convar, citrullina GREB. Var. Styrica GREB) oder Kerne entspannen, wirken harntreibend, entzündungshemmend, antimikrobiell, antioxidativ und kräftigen die Muskulatur der Blase. Sie sind gut bei der Reizblase und der gutartigen Prostatavergrößerung (siehe Seite 117). Kürbissamen helfen auch, wenn Kinder nach dem dritten oder vierten Lebensjahr noch einnässen.

Ihre Inhaltsstoffe sind bestimmte Eiweißarten, Globulin, Lecithin, Salizylsäure, Spurenelemente und Mineralstoffe wie Kalium, Magnesium und Kieselsäure, dann Natron und einige Vitamine.

!

Die Kürbissamen sind gut für eine Langzeitanwendung, da Nebenwirkungen auch bei längerer Einnahmedauer bislang nicht bekannt sind.

Darreichungsform: Von den Kürbissamen nimmt man täglich etwa 10 Gramm ein, bei einer Reizblase etwa 15 Gramm. Diese Mengen nehmen Sie zerkleinert über den Tag verteilt in 2 bis 3 Portionen zu sich, mindestens über 3 Monate. Dafür gibt es Fertigarzneimittel.

Eine Kombination mit anderen Heilkräutern wie Gewürzsumachwurzelrinde oder Goldrutenkraut ist sinnvoll. Auch dafür gibt es Fertigarzneimittel.

Goldrutenkraut und Echtes Goldrutenkraut

Näheres zu den beiden Goldrutenkräutern finden Sie auf Seite 42.
Hier geht es um eine Anwendungsbeobachtung an insgesamt 1487 Patienten, die unter Harnwegsinfekten, Reizblase oder Blasen- und Nierensteinen litten.

Die Patienten nahmen 35 Tage lang 3-mal täglich 1 Kapsel mit einem Goldrutenkrautpräparat ein. 7 Prozent der Versuchspersonen erhielten begleitend ein krampflösendes Mittel, 17 Prozent ein Antibiotikum.

In 84 Prozent der Fälle besserten sich die Reizblasensymptome (Druckgefühl in der Blasengegend), 90 Prozent der Schmerzen und Brennen beim Wasserlassen wurden deutlich besser. Sogar die Inkontinenz wurde in zwei Drittel der Fälle gebessert oder beseitigt. Die Ärzte waren bei der Abschlussuntersuchung der Ansicht, dass sich bei 96 Prozent der Patienten die Beschwerden besserten, bei 69 Prozent davon sogar stark. Die Verträglichkeit war ausgezeichnet.

In der Untergruppe „Harnstein/Nierengrieß" besserten sich kolikartige Beschwerden bei über 90 Prozent der Patienten, Harndrang bei 87 Prozent und das Druckgefühl in der Blasengegend verringerte sich bei 81 Prozent.

Beim Riesengoldrutenkraut und Kanadischen Goldrutenkraut stehen solche Untersuchungen zwar aus, aber jüngste Studien deuten darauf hin, dass auch die Zubereitungen dieser Arten die Beschwerden mit der Blase bessern, insbesondere die vermehrte Harnausscheidung betreffend.

Nächtlicher Harndrang – Nykturie

Wer nachts häufiger raus muss, um auf die Toilette zu gehen, für den ist an erholsamen Schlaf kaum mehr zu denken. Das kommt gar nicht so selten vor – fast 60 Prozent aller 50- bis 59-Jährigen muss mehrmals pro Nacht auf die Toilette. Mit dem Alter nimmt das zu, so können bei den über 80-Jährigen sogar bis zu 90 Prozent nicht in Ruhe durchschlafen. Dagegen ist die Nykturie unter jungen Erwachsenen selten.

Alle wissen, wie wichtig ein guter, ungestörter Schlaf ist. Nachts mehrmals „raus zu müssen" sollte eine Ausnahme sein, etwa wenn wir abends besonders viel getrunken haben. Die Nieren produzieren auch während des Schlafs Urin. Ein Gesunder schläft in der Regel die Nacht durch und erwacht mit voller Blase. Muss man nachts öfter raus, so deutet dies auf eine Fehlfunktion des Harntrakts hin und sollte zum Urologen führen.

Liegt die Harnmenge nachts deutlich unter 200 Millilitern, hat man in der Regel eine Blasenfunktionsstörung. Muss man dann tagsüber öfter als alle 2 Stunden auf die Toilette, kann eine Reizblase vorliegen (siehe Seite 89).

> **!**
>
> Trinkt ein Mensch normale Mengen und muss dennoch häufiger als zweimal pro Nacht auf die Toilette, spricht man von Nykturie.

Gründe für den nächtlichen Harndrang

Ein Grund für den nächtlichen Harndrang kann eine Herzschwäche sein: Ist das Herz zu schwach, um die erforderliche Pumpleistung zu gewährleisten, staut sich das Blut in den Beinen an. Das erkennt man zum Beispiel daran, dass sich die Beine abends schwerer anfühlen als am Morgen und auch dicker sind. Bis zu 2 Litern Flüssigkeit können sich auf diese Weise in den Beinen ansammeln. Es bilden sich Schwellungen, sogenannte Ödeme, und erst im Liegen – also in der Regel nachts – kann die angesammelte Flüssigkeit wieder ausgeschwemmt werden und zurück in die Blutbahn gelangen. Damit dies gelingt und um die Flüssigkeit loszuwerden, arbeiten die Nieren unter

Hochdruck. Dann kommt es zu der erhöhten nächtlichen Urinausscheidung.

Weitere Gründe für nächtlichen Harndrang können sein:

- eine Venenschwäche in den Beinen
- ein hoher Blutzuckerspiegel
- bei Männern eine gutartige Vergrößerung der Prostata (siehe Seite 117)
- Übergewicht
- bei Frauen eine Schwangerschaft
- Medikamente wie Blutdrucksenker
- eine Störung der Harnblasenfunktion
- eine vermehrte nächtliche Harnproduktion
- eine unzureichende nächtliche Ausscheidung von antidiuretischem Hormon (Vasopressin)
- eine Blasenentzündung oder andere Infektionen der unteren Harnwege
- die Einnahme von Medikamenten oder bestimmten Genussmitteln, wie zum Beispiel Diuretika, Kalziumkanalblocker, Antidepressiva, Koffein oder Alkohol

!

Da Nykturie ein Symptom verschiedener Erkrankungen sein kann, ist eine ärztliche Abklärung unbedingt notwendig.

Etliche Erkrankungen führen zu einer generell größeren Harnproduktion, was sich insbesondere nachts störend auswirkt. Das sind zum Beispiel

- Diabetes mellitus
- Chronisches Nierenversagen
- Kaliummangel
- zu hohe Kalziumproduktion
- Erkrankungen wie Parkinson oder Alzheimer

Nykturie natürlich behandeln

Folgende Möglichkeiten natürlich zu behandeln gibt es:

- Wenn Sie sich mittags zu einem Schläfchen hinlegen, legen Sie die Beine leicht erhöht. Dies kann helfen, Flüssigkeit aus den Beinen abzuführen, sodass in der Nacht weniger anfällt.
- Grundsätzlich sollten Sie die Beine tagsüber ab und zu hochlegen, um einem Blutstau in den Beinen vorzubeugen.
- Weißdornextrakt kann den Harndrang lindern.
- Bei einer Venenschwäche können Kompressionsstrümpfe helfen. Sie unterstützen die Venenklappen bei ihrer Arbeit, dadurch wird das Blut wieder besser aus den Beinen zum Herz gepumpt.
- Versuchen Sie, die Menge von 1,5 Litern, die Sie täglich trinken sollten, vor 18 Uhr zu erreichen.
- Auch ein Blasentraining kann bei einer überaktiven Blase helfen (siehe Seite 83).
- Meiden Sie vor dem Schlafengehen Getränke wie Kaffee, Bier oder Tee, da sie den Harnfluss anregen.

Harn- und Blasensteine

Die Zahl der Harn- und Blasensteinerkrankungen hat sich innerhalb der vergangenen zehn Jahre verdreifacht! Heute sind fast 20 Prozent der Bundesbürger einmal oder mehrfach im Leben betroffen. In diesem Falle erkranken Männer deutlich häufiger als Frauen, Kinder eher selten. Etwa 1,2 Millionen Patienten werden jährlich wegen Harn- und Blasensteinen behandelt. Als Ursache wird steigendes Übergewicht gesehen, das gleichzeitig zur Zunahme von Diabetes, Bluthochdruck und Fettstoffwechselstörungen führt.

Meistens sind die Blasensteine klein und messen einen bis zwei Zentimeter. Dann können sie im Rahmen einer kurzen Ope-

!

Harn- und Blasensteine entstehen meist unbemerkt.

ration in der Blase zerkleinert und durch die Harnröhre entfernt werden. Größere Exemplare werden durch einen kleinen Schnitt in den Unterbauch entfernt.

Wie entstehen diese Steine?

Urin enthält verschiedene Salze. Nimmt der Salzgehalt zu, wird vermehrt Wasser ausgeschieden und der Harn verdünnt. Wird jedoch die Salzkonzentration zu hoch, entstehen Kristalle, aus denen sich schließlich ein Nieren- oder Blasenstein entwickelt.

Normalerweise befinden sich bestimmte Substanzen – wie zum Beispiel Magnesium – im Urin, die verhindern, dass sich kristalline Ablagerungen bilden können. Einige Menschen haben aber zu wenige solcher Hemmstoffe im Urin. Ursache dafür können Stoffwechselerkrankungen wie Gicht, Diabetes oder Schilddrüsenprobleme sein, es gibt auch eine genetische Veranlagung für Harnsteine. Ein weiterer Entstehungsgrund sind häufige Entzündungen der Harnwege. Zudem kann eine falsche Ernährung dazu beitragen, dass sich Steine im Harntrakt bilden, hierbei liegt das Augenmerk auf Oxalsäure und Eiweiß.

- Beim Genuss von übermäßig viel Oxalsäure in bestimmten Lebensmitteln wie Spinat und Rote Bete, Rhabarber, Nüsse, Schokolade, Kakao, Tee, Petersilie steigt auch die Ausscheidung von Oxalsäure mit dem Urin. Dies kann die Steinbildung fördern.
- Wird zu viel tierisches Eiweiß gegessen, sinkt zum einen der pH-Wert des Harns, zum anderen steigt die Ausscheidung von Kalzium.
- Eine zu geringe Trinkmenge oder ein zu hoher Flüssigkeitsverlust durch starkes Schwitzen führt zu einer geringeren Flüssigkeitsmenge im Körper. Dann ist der Urin konzentrierter und die Salze können sich schneller ablagern.

Unterscheidung nach Steinarten

Bei der Beurteilung der Harn- und Blasensteine ist heute die Einteilung nach der chemischen Zusammensetzung der Steine gängig. Dabei gibt es folgende Steinarten:

Bei **Kalziumoxalatsteinen** (65–80 % der Steine) ist die Kalziumkonzentration im Urin erhöht. Ursache kann eine Überfunktion der Schilddrüse sein, aber auch eine Osteoporose, bei der vermehrt Kalzium aus den Knochen abgebaut wird, das dann über das Blut in den Urin gelangt. Durch das Überangebot an Kalzium im Urin können sich leichter Salzkristalle bilden und ablagern. Darüber hinaus bildet Oxalsäure in Verbindung mit Kalzium Kalziumoxalatsteine.

Harnsäuresteine (Uratsteine) (15 % der Steine) bilden sich vor allem in saurem Urin, der die Folge einer an tierischem Eiweiß reichen Ernährung ist.

Kalziumphosphatsteine (9–10 % der Steine) und **Magnesium-Ammonium-Phosphat-Steine** (5–10 % der Steine) haben vor allem diejenigen Menschen, die unter häufigen Harnwegsinfekten leiden. Deshalb leiden auch mehr Frauen als Männer unter dieser Steinart.

Zystinsteine (0,5–1 % der Steine) beruhen auf einer vererbten Stoffwechselerkrankung.

> **!**
>
> Man kann Harnsteine aus Kalziumsalzen im Röntgenbild erkennen und Harnsteine aus Harnsäure per Ultraschall nachweisen.

Was geschieht beim Arzt?

Sobald die Steine Beschwerden machen, sollten Sie zum Arzt gehen. Er wird als erstes gegebenenfalls die akuten Schmerzen behandeln, für eine Diagnose werden die Blut- und Urinwerte bestimmt. Mit Hilfe eines Röntgen- oder Ultraschallbildes kann der Arzt Größe und Lage der Steine erkennen. Sie helfen sich und dem Arzt, wenn Sie bereits ausgeschwemmte Steine mitbringen. Dann ist es leichter, die Steinart zu bestimmen und die Therapie entsprechend auszurichten.

Erfreulicherweise wird ein Großteil der Steine von alleine ausgeschwemmt. Ärzte nennen dies einen „spontanen Steinabgang". Diesen Prozess können Sie durch eine erhöhte Flüssigkeitszufuhr und im Fall von Harnsäure- und Zystinsteinen durch Medikamente unterstützen, die durch einen veränderten Säuregrad im Urin den Stein auflösen können. Falls diese Maßnahmen keine Wirkung zeigen, müssen die Steine zertrümmert werden. Dafür gibt es Methoden wie zum Beispiel die „extrakorporale Stoßwellen-Lithotrypsie", mit deren Hilfe die Steine per Ultraschall geortet werden und Stoßwellen zielgerichtet den Stein zertrümmern.

Das alleinige Trinken großer Mengen zur „Austreibung" der Steine, ohne eine zusätzliche schmerzlindernde und krampflösende Behandlung funktioniert leider nicht immer.

Harnsteinen vorbeugen

Wenn Sie schon einmal Harnsteine hatten, ist das Risiko groß, dass sich erneut welche bilden. Dem sollten und können Sie vorbeugen. Dafür gibt es folgende Möglichkeiten:

!

Wenn Sie einmal Harnsteine hatten, ist die Gefahr sehr groß, dass sie erneut auftreten.

- Viel trinken! Mindestens 2 Liter im Laufe des Tages sollten es sein. Auf diese Weise wird der Urin verdünnt und einer Übersäuerung vorgebeugt, so können sich Steine schlechter bilden. Wenn Sie tagsüber genügend trinken, flachen die sonst üblichen Konzentrationsspitzen von Kalzium und Oxalsäure während der Nacht ab. Dabei sollten Sie möglichst keine zuckerhaltigen Erfrischungsgetränke wählen, sondern Wasser, Tees zur Durchspülungstherapie (siehe Seite 38) oder allenfalls Fruchtsaftschorlen, denen kein zusätzlicher Zucker hinzugefügt wurde.
- Heiße, feuchte Anwendungen helfen, so zum Beispiel ein heißes Bad, ansteigende Halb- oder Fußbäder, Auflagen auf der Nierengegend.
- Viel bewegen und Übergewicht vermeiden.

- Generell sollten Sie auf eiweißarme Kost umsteigen, wenig Kochsalz, Alkohol und Kaffee zu sich nehmen, viel Gemüse und Früchte zu den Mahlzeiten essen.
- Zitrat (Zitronensäure) senkt das Risiko der Bildung von Harnsteinen.

  Je nach Steinherkunft ist folgendes zu beachten:
- Bei Kaliumoxalatsteinen sollten Sie oxalsäurereiche Nahrungsmittel (Spinat und Rote Bete, Rhabarber, Nüsse, Schokolade, Kakao, Tee, Petersilie) meiden oder zumindest reduzieren. Dagegen essen Sie magnesiumreich: Haferflocken, Reis, Kartoffeln.
- Bei Harnsäuresteinen sollten Sie Lebensmittel, die viel Purine enthalten, wie zum Beispiel Fleisch, Innereien, Leber- und Blutwurst sowie Fisch, durch ballaststoffreiche Kost ersetzen. Auf Alkohol sollten Sie verzichten und den Kaffeekonsum einschränken.
- Bei Zystinsteinen ist vegetarische Kost vorzuziehen, der Fleisch- und Fischverzehr ist einzuschränken.

Heilpflanzen gegen Harnsteine

Da es kein Heilkraut gibt, das spezifisch auf die Steinbildung wirkt, beschränkt man sich bei der Neigung zur Steinbildung auf eine Durchspülungstherapie (siehe Seite 38). Damit wird der Harn verdünnt, die Harnwege werden durchgespült und gereinigt. Folgende Tees sind aufgrund ihrer zusätzlichen Wirkung besonders zu empfehlen:

Entkrampfend: Goldrutenkraut, Liebstöckelwurzel. Sie erleichtern den Abgang von Grieß bzw. Steinen

Wachstumshemmend auf Bakterien: Goldrutenkraut, Hauhechel- und Liebstöckelwurzel, Orthosiphonblätter. Sie beugen auch Blasen-, Harnleiter- und Nierenbeckenentzündungen vor, da Steinträger besonders empfänglich für Entzündungen sind, denn die Bakterien setzen sich gerne am Grieß oder den Steinen fest.

Harnalkalisierend, das heißt, entgegen einer Säurebildung: Brennesselkraut und -blätter, Schachtelhalmkraut und der Spargelwurzelstock. Durch die Tees, die man daraus zubereitet, kommt es zu einer erhöhten Harnsäureausscheidung. Dies verringert zusätzlich das Risiko einer Steinbildung.

Nach einer extrakorporalen Stoßwellen-Lithotrypsie sollten Sie speziell entkrampfende Tees trinken mit Goldrutenkraut, Petersilienkraut und -wurzel.

Spargelwurzelstock

Der Spargelwurzelstock (Asparagi rhizoma) wirkt harntreibend. Bereits ein Pfund frischer Spargel zeigt einen deutlichen Effekt. Generell ist Spargel für eine Durchspülungstherapie bei entzündlichen Erkrankungen gut geeignet und kann vorbeugend bei Nierengrieß eingesetzt werden. Bei Ödemen infolge eingeschränkter Herz- und Nierenfunktion darf der Tee nicht angewendet werden.

Die empfohlene Tagesdosis liegt bei 45 bis 60 Gramm Spargel. 2000 bis 2800 Milligramm getrocknetes Spargelpulver in Form von Filmtabletten wirkt bereits harntreibend.

Teezubereitung: 2 Esslöffel zerkleinerte Spargelwurzel mit 150 Millilitern Wasser heiß aufbrühen, 15 Minuten ziehen lassen, abseihen. Von diesem Tee mehrmals täglich 1 Tasse warm trinken, mit reichlich Flüssigkeit nachspülen.

Fertigarzneimittel gibt es leider keine. Eine Kombination mit anderen harntreibenden Heilpflanzen wie Petersilienkraut und -wurzel ist sinnvoll. Davon gibt es auch ein Fertigpräparat.

!

Nach der Einnahme von Spargelwurzelstock kann es zu einer harmlosen Geruchsveränderung des Urins kommen.

Harntreibender Tee

30 Gramm Birkenblätter
30 Gramm Goldrutenkraut
30 Gramm Orthosiphonblätter
Von dieser Mischung 1 Esslöffel bzw. 2 bis 3 Teelöffel mit 150 Millilitern kochendem Wasser übergießen. 5 bis 8 Minuten ziehen lassen, abseihen und 3 bis 5 Tassen davon zwischen den Mahlzeiten trinken.
Diese Teemischung wirkt harntreibend, schwach entkrampfend und antientzündlich. Sie ist gut für eine Durchspülungstherapie und wirkt vorbeugend bei Nierengrieß.

Nieren- und Blasentee zur Harnverdünnung

70 Gramm Brennesselkraut
20 Gramm Birkenblätter
10 Gramm Buccoblätter
Von dieser Mischung 1 Esslöffel mit 150 Millilitern kochendem Wasser übergießen, 10 Minuten ziehen lassen, abseihen. Davon mehrmals täglich 1 Tasse trinken.
Aufgrund des angenehmen Geschmacks dieser Teemischung und seinem breiten Wirksamkeitsspektrum ist er eher zu empfehlen als reiner Brennnesseltee.

Löwenzahntee

70 Gramm Löwenzahnwurzel mit -kraut
20 Gramm Birkenblätter
10 Gramm Wacholderbeeren
Von dieser Mischung 1 Esslöffel mit 150 Millilitern kochendem Wasser übergießen, 10 Minuten ziehen lassen, abseihen. Davon mindestens 1 Liter pro Tag zur Steinvorbeugung trinken.
Wenden Sie diese Tees zur Durchspülungstherapie an, ist es besonders wichtig, dass Sie am Tag 2 Liter Flüssigkeit zu sich nehmen.

Harninkontinenz

Kontinenz ist die Fähigkeit, Harn oder Stuhl willkürlich zurückzuhalten. Der Begriff stammt aus dem Lateinischen: „continentia" bedeutet so viel wie Beherrschung, Zurückhaltung. Mit Harninkontinenz bezeichnet man das Unvermögen, den Harn zurückzuhalten, man verliert also unkontrolliert – unwillkürlich – Harn.

Harninkontinenz kennt man auch unter der Bezeichnung „Blasenschwäche". Prinzipiell kommen zwei Ursachen dafür in Frage: Eine Fehlfunktion der Blase oder eine Schwäche des Verschlussapparates. Betroffen können alle sein: junge und alte Menschen, Frauen und Männer.

Schätzungsweise gibt es allein in Deutschland über 8 Millionen Menschen, die unter einer Blasenschwäche leiden. Damit handelt es sich um eine echte Volkskrankheit. Die Hälfte von ihnen ist über 60 Jahre alt, und die Mehrzahl sind Frauen. Viele schämen sich und trauen sich kaum mehr unter Leute aus Angst vor Gerüchen und Bloßstellung, wenn es „passiert". Dennoch wendet sich nur jeder Fünfte an einen Arzt, obwohl alle Bereiche des Alltags und die Lebensqualität von einer Blasenschwäche beeinträchtigt werden. Durchschnittlich dauert es zwei bis fünf Jahre, bis sich die Betroffenen in ärztliche Behandlung begeben – wenn der Leidensdruck einfach zu groß wird. Dabei ist es wichtig, frühzeitig einen Arzt aufzusuchen, denn Inkontinenz ist eine Erkrankung, die erfolgreich behandelt werden kann.

Heute können bis zu 80 Prozent der Patienten – auch im Alter noch – von diesem Leiden befreit werden, insbesondere wenn es rechtzeitig erkannt und behandelt wird. Zumindest kann es deutlich gebessert werden, und zwar häufig mit natürlichen Mitteln. Sie wirken oft sogar besser als chemische Präparate. Auch Beckenbodentraining oder Biofeedback ist – vor allem im Anfangsstadium – äußerst effektiv. In vielen Städten gibt es mittlerweile ärztliche Beratungsstellen der Deutschen Kontinenz Gesellschaft

!

Im allgemeinen Sprachgebrauch wird Harninkontinenz auch als „Blasenschwäche" bezeichnet.

(siehe Adressen im Anhang). Dort hilft man Ihnen gerne. Es gibt auch entsprechende Hilfsmittel, die den Alltag erträglicher gestalten.

Inkontinenzformen

Es gibt verschiedene Formen von Inkontinenz, die unterschiedliche Ursachen haben und entsprechend behandelt werden müssen.

Belastungsinkontinenz

Diese Form der Inkontinenz ist in der Regel gut behandelbar. Zusammen mit der Dranginkontinenz kommt sie am häufigsten vor. Bei der Belastungsinkontinenz verliert man bei körperlicher Anstrengung wie Lachen, Niesen, Tragen, Heben, Treppensteigen oder Husten ein paar Tropfen Urin, aber es kann auch zu einem Urinverlust im Strahl kommen. Der Urin geht ab, sobald sich der Druck im Bauchraum erhöht.

Hier liegt eine Schwäche des Verschlussapparates der Blase vor. Unter Belastung übersteigt der Blasendruck den Verschlussdruck des Schließmuskels und es kommt zum unfreiwilligen Harnabgang. Ist diese Inkontinenz sehr ausgeprägt, geht Urin schließlich bei jeder Bewegung, schon beim Stehen oder sogar im Liegen ab. Die oder selten der Betroffene verspürt keinen Harndrang, bevor der Urin abgeht.

Bei Frauen ist die Ursache oft eine Schwächung der Beckenbodenmuskulatur, dies kann durch Schwangerschaft und Geburt oder durch die hormonelle Umstellung während der Wechseljahre hervorgerufen werden. Bei Männern ist diese Form der Inkontinenz selten, tritt sie dennoch auf, ist die häufigste Ursache eine radikale Prostata-Operation bei Prostatakrebs.

Der Schließmuskel der Harnblase ist ein komplizierter Mechanismus aus Bändern, Muskeln und dehnbarem Gewebe und dieser lässt in seiner Funktion mit den Jahren nach. Dazu kommt, dass Frauen ein breiteres Becken und vergleichsweise schwächere Beckenbodenmuskeln haben. Außerdem gibt es im weiblichen Beckenboden drei Durchtrittsstellen (für Harnröhre, Scheide und Enddarm), wo Männer nur zwei haben. Diese Öffnungen sind „natürliche Schwachstellen" im Beckenboden.

Ein chronischer Husten, wie er zum Beispiel durch das Rauchen entsteht, ist ein Risikofaktor für eine Belastungsinkontinenz, da der Beckenboden dann ständig Druckspitzen aushalten muss. Auch durch häufiges Pressen infolge einer chronischen Verstopfung steigt die Gefahr. Ein weiterer Risikofaktor ist Übergewicht, das nicht nur Knie und Hüfte belastet, sondern auch auf den Beckenboden drückt.

!

Sie können die Menge des Harnverlustes reduzieren, wenn Sie beim Husten die Beine überkreuzen oder den Oberkörper nach vorne beugen.

Anstrengende körperliche Belastungen, zum Beispiel ständiges schweres Heben im Beruf, wozu auch das Geschirr bei Kellnerinnen und Serviererinnen zählt, belasten ebenfalls den Beckenboden und können auf Dauer zu einer Inkontinenz führen. Umgekehrt kann auch zu wenig Bewegung ungünstig sein, da der Beckenboden dann nicht gut trainiert ist.

Um eine Belastungsinkontinenz zu diagnostizieren, wird ein sogenannter Pad-Test (Vorlagentest) gemacht. Mit seiner Hilfe kann man erkennen, wie hoch der Harnverlust tatsächlich ist. Dafür erhält man eine spezielle Vorlage, die den abgehenden Urin aufnimmt. Das Gewicht dieser Vorlage wird festgehalten. Dann muss der Patient in den nächsten 15 Minuten 0,5 Liter Flüssigkeit trinken und sich danach rund 45 Minuten lang nach einem festgelegten Programm bewegen. Anschließend wird die Vorlage erneut gewogen. Auf diese Weise lässt sich der tatsächliche Harnverlust ermitteln. In bestimmten Fällen ist es notwendig, die Beobachtung auf 24 Stunden auszudehnen. Auch das Führen eines Miktionstagebuches (siehe Seite 15) gehört dann dazu.

Belastungsinkontinenz behandeln

- Allem voran ist es sinnvoll, den Beckenboden zu trainieren und zu stärken. Damit wird eine Belastungsinkontinenz erfolgreich gelindert oder sogar geheilt.
- Außerdem helfen verschiedene Methoden der Elektrostimulation im Rahmen des Biofeedback-Verfahrens, inkl. Vibrationstraining (siehe Seite 137).
- Es ist möglich, spezielle Pessare oder Inkontinenz-Tampons einzusetzen.
- Es gibt Medikamente gegen die Belastungsinkontinenz, zur Not kann auch eine Operation helfen.

!

Die beste Vorsorge sind kräftige Beckenboden-muskeln. Hier helfen Sportarten wie Walking, Radfahren oder Yoga bzw. gezieltes Beckenboden-training.

Dranginkontinenz

Bei einer Dranginkontinenz spüren Betroffene immer wieder einen plötzlichen, übermäßig starken Harndrang, obwohl die Blase noch gar nicht voll ist. Dann kann es passieren, dass man es nicht mehr rechtzeitig zur Toilette schafft. Dieses Problem kann sehr häufig, manchmal mehrmals pro Stunde auftreten.

Männer leiden dabei öfter an einer Dranginkontinenz ohne und Frauen an einer mit Urinverlust. Diese Inkontinenzform nimmt im Alter zu, sie ist die typische Inkontinenz des Alters.

Folgende Ursachen können dies auslösen: Nervenschäden oder -reizungen, beispielsweise nach Operationen, neurologische Erkrankungen wie Multiple Sklerose, Parkinson- und Alzheimer-Krankheit, eine nicht ausreichend behandelte Zuckerkrankheit oder ständige Reizungen der Blase, zum Beispiel durch Blasensteine oder Harnwegsinfekte. In vielen Fällen ist die Ursache jedoch unbekannt.

Das Beckenbodentraining ist auch bei einer Dranginkontinenz die Therapie der Wahl. Zudem werden unterschiedlichste Medikamente eingesetzt und auch das Botox findet Anwendung. In therapieresistenten Fällen wird operiert.

> **!**
>
> Neben den genannten gibt es noch die Reflexinkontinenz, deren Ursache Nervenschäden sind, und die extraurethrale Inkontinenz, die operiert werden muss.

Mischinkontinenz

Eine Drang- und Belastungsinkontinenz können auch gemeinsam auftreten, das heißt: Es kommt sowohl unter Harndrang als auch unter körperlicher Belastung zu einem unfreiwilligen Harnverlust. Dann spricht man von einer „Mischinkontinenz". Meist steht aber eines der genannten Probleme im Vordergrund, in der Regel ist das die Dranginkontinenz. Bei einer Mischinkontinenz müssen beide Probleme behandelt werden.

Überlaufinkontinenz

Ist die Blase voll, fließen ständig kleine Mengen Urin ab, die Blase läuft sozusagen über. Dann haben vor allem Männer das Gefühl, dass es ständig „tröpfelt" wie bei einem undichten Wasserhahn. Dies kommt vor, wenn die Blase sich aufgrund eines Hindernisses (z. B. vergrößerte Prostata) oder einer Nervenschädigung nicht mehr richtig entleeren kann und somit längerfristig übermäßig voll wird. Außerdem kann es auch noch zu einem permanenten Harndrang kommen. Die Überlaufinkontinenz betrifft vor allem Männer. Die Muskeln sind nicht in der Lage, die Blase rechtzeitig und vollständig zu entleeren. Auch wenn der Druck auf die Blase sehr groß ist, entleert sie sich nicht ganz. Das heißt, es bleibt jedes Mal Restharn in der Blase zurück. Darin können sich Bakterien ansiedeln.

Es gibt zahlreiche Ursachen für die Überlaufinkontinenz. Bei Männern tritt sie vor allem bei gutartigen Prostatavergrößerungen auf (siehe Seite 121).

Durch Übergewicht oder bei Frauen infolge einer Schwangerschaft kann es zu einer Verengung der Harnröhre kommen. In diesen Fällen spricht man von einer obstruktiven – „verstopfenden" – Überlaufinkontinenz. Sind die Nerven vom Rückenmark zur Blase gestört, handelt es sich um eine funktionelle Überlaufinkontinenz. Diese Nerven können infolge von Diabetes, Operationen oder Verletzungen geschädigt worden sein.

Medikamente als Ursache

Verschiedene Medikamente können eine Inkontinenz fördern. So können bestimmte Arzneien den Blasenmuskel so stimulieren, dass eine Draninkontinenz entsteht oder verstärkt wird, zum Beispiel Betablocker gegen hohen Blutdruck oder Cholinesterase-Hemmer gegen die Alzheimer-Krankheit. Diuretika („wassertreibende" Medikamente) können eine Inkontinenz möglicherweise verstärken, da sie den Körper veranlassen, mehr Flüssigkeit auszuscheiden. Ob Medikamente einen Einfluss haben könnten, sollten Sie mit dem Arzt besprechen. Vielleicht kann ein geeigneteres Präparat verschrieben werden, doch auf keinen Fall sollten Sie selbst ein verschriebenes Medikament absetzen.

Harninkontinenz behandeln

Die Behandlung der Inkontinenz richtet sich immer nach der Ursache. Diese findet der Arzt im Rahmen der Basisuntersuchungen (siehe Seite 80) heraus.

Bei fast jeder Inkontinenz ist eine geschwächte Beckenbodenmuskulatur beteiligt, denn sind die Beckenbodenmuskeln zu schwach, schließt die Blase nicht mehr richtig. Das ist eine gute Nachricht, denn diese Muskulatur können Sie durch gezieltes Training wieder aufbauen. Die Übungen lernen Sie am besten unter fachlicher Anleitung, später können Sie sie alleine machen. Sie stärken den Beckenboden und den Schließmuskel der Blase (siehe Seite 132).

Hilfreich bei allen Formen ist das Kontinenztraining. Damit können Sie eine bessere Kontrolle der Blase erreichen.

Bei der Ernährung ist es sinnvoll, Stoffe zu meiden, die die Blase reizen könnten – zum Beispiel scharfe Gewürze oder Kaffee. Auf das Rauchen sollten Sie verzichten und Sie sollten für eine geregelte Verdauung sorgen.

> **!**
> Bei fast jeder Inkontinenz ist eine geschwächte Beckenbodenmuskulatur beteiligt. Daher ist Beckenbodentraining immer sinnvoll.

Falls die Inkontinenz auch seelische Auslöser hat, können Entspannungsverfahren wie autogenes Training helfen.

Einer Inkontinenz vorbeugen

Sie können einer Inkontinenz gut vorbeugen bzw. die Beschwerden deutlich lindern. Die folgenden Maßnahmen helfen:

- Präventives Beckenbodentraining. In erster Linie für Frauen nach der Geburt eines Kindes und Menschen mit Bindegewebsschwäche. Das kann gezieltes Beckenbodentraining sein oder regelmäßige Bewegung und Muskeltraining. Sie sollten zwei bis drei Mal pro Woche 45 Minuten trainieren.
- Übergewicht vermeiden oder gegebenenfalls reduzieren. Übergewicht erhöht den Druck im Bauchraum und belastet den Beckenboden. Die Folge kann Inkontinenz sein. Wird bestehendes Übergewicht um 5 bis 10 Prozent reduziert, halbiert sich die Anzahl der wöchentlichen Inkontinenz-Episoden.
- Wenn möglich und erforderlich, sollten Sie schwere körperliche Arbeit reduzieren.
- Um Infekte zu vermeiden, sollten vor allem die Füße und die Blase immer warm verpackt sein, denn auch chronischer Husten belastet den Beckenboden und begünstigt Inkontinenz.
- Häufige Verstopfung belastet den Beckenboden. Dagegen hilft eine ballaststoffreiche Ernährung, die einen regelmäßigen Stuhlgang ohne Pressen ermöglicht.
- Sie sollten regelmäßig Ihre Blase entleeren, etwa sieben Mal täglich, je nachdem wie viel Sie trinken. Harnverlust tritt oft erst bei größerer Blasenfüllung auf, sodass eine regelmäßige Entleerung hilft, einer Inkontinenz vorzubeugen.
- Nehmen Sie sich Zeit, wenn Sie zur Toilette gehen. Setzen Sie sich richtig hin, seien Sie entspannt. Auf der Toilette sollte man sich nie beeilen.
- Beim Wasserlassen niemals pressen, auch wenn es etwas länger dauern sollte. Lassen Sie den Urin laufen.

!

Nehmen Sie sich Zeit und Ruhe für den Toilettengang. Dies ist eine wichtige Voraussetzung für eine gesunde Blase.

- Achten Sie darauf, die Blase nach Möglichkeit immer vollständig zu entleeren.

Mit der Inkontinenz leben

Wenn die Behandlungen nicht den erwünschten Erfolg bringen, müssen Sie mit der Inkontinenz leben. Dafür gibt es verschiedene Hilfsmittel, die den Alltag erleichtern und die Lebensqualität erhalten, ohne dass Ihre Umgebung die Blasenschwäche bemerkt.

Die Palette reicht von Vorlagen, Einmalschlüpfern mit enthaltener Vorlage oder Inkontinenzslips, Pants und Schutzhosen, die unter der Kleidung getragen werden, bis hin zu Matratzenauflagen. Was für Sie richtig ist, sollten Sie zusammen mit Ihrem Arzt entscheiden oder sich in der Apotheke beraten lassen.

Üblicherweise verordnet ein Arzt die Hilfsmittel, dann sind sie in der Regel eine Kassenleistung. Man erhält sie in Sanitätshäusern, Apotheken oder direkt beim Hersteller. Oft haben auch die Krankenkassen einen Vertrag mit dem Hersteller, um die Hilfsmittel kostengünstiger zu erhalten – eine Nachfrage lohnt sich.

Als Richtlinie gilt: Wenn möglich, wählen Sie immer die kleinste Variante, um durch den ständigen Urinkontakt keine Hautreizungen zu bekommen. Je größer das Produkt ist, desto mehr Urin kann es zwar aufnehmen und muss seltener gewechselt werden. Aber der Kontakt mit der Haut ist intensiver.

So gut wie gar nicht erkennen kann man Vorlagen. Sie passen sich dem Körper gut an und saugen den abgehenden Urin restlos auf. Der Saugkern wird auch „Superabsorber" genannt. Diese Vorlagen können Sie in unterschiedlichen Konfektionsgrößen, auch in verschiedenen Stärken erwerben. Sie werden mit Hilfe eines Klebestreifen oder einer dünnen Netzhose unter dem Slip getragen. Elastische Bündchen an den Beinen sorgen dafür, dass die Vorlage nicht verrutscht.

Alternativ helfen Pants, sie vereinen Vorlage und Slip. Ihre Außenseite besteht aus dünnem Stoff, innen befindet sich die

Vorlage. Auch sie gibt es in verschiedenen Größen und Stärken. Bei schwerer Inkontinenz kommen Windelhosen zum Einsatz. Sie sind größer und saugfähiger als Vorlagen und Pants.

Waschbare Inkontinenz-Unterwäsche kann bis zu 300-mal in der Maschine gewaschen werden. Auch sie ist unauffällig und hautfreundlich, aus hygienischen Gründen trägt man sie meist zusammen mit Mini-Einlagen. Diese Produkte können im Dauergebrauch deutlich billiger sein als Einmalprodukte. Lassen Sie es sich in der Apotheke ausrechnen.

Für Männer gibt es die sogenannten Kondomurinale, die ähnlich einem sehr großen Kondom über den Penis gestreift werden. Dann fangen sie den Urin auf. Ein Klebestreifen am oberen Rand des Urinals verhindert, dass es bei Bewegung verrutscht. Am unteren Ende des Urinals führt ein Schlauch in einen Beutel, darin wird der Urin gesammelt. Damit auch dieser nicht verrutscht, wird der Beutel mit einer Manschette am Bein befestigt. Bei diesem System wird die Haut geschont, da der Urin in den Beutel abgeleitet wird. Zudem sind Kondomurinale geruchsneutraler als Ein- oder Vorlagen.

Männern mit Belastungsinkontinenz kann möglicherweise auch die sogenannte Penisklemme helfen – zum Beispiel, um einige Stunden zu überbrücken, etwa für einen Theaterbesuch. Hierzu gibt es verschiedene Modelle. Damit soll die Harnröhre durch Druck von außen abgedichtet werden. Ob und inwiefern dies geeignet ist, sollten Sie mit Ihrem Arzt besprechen.

> **!**
>
> Bei der Auswahl der Hilfsmittel sollten Sie sich mit Ihrem Arzt beraten.

Hautpflege bei Inkontinenz

Da es sich kaum vermeiden lässt, dass die Haut bei Blasenschwäche häufig in Kontakt mit Urin kommt, sollte sie besonders gepflegt werden. Daher reinigen Sie die Haut am besten bei jedem Wechsel der Hilfsmittel. Warmes Wasser und ein mildes Waschmittel reicht dafür aus, Seifen können den natürlichen Schutzmantel der Haut zerstören und sollten daher nicht verwendet werden. Diejenigen Hautpartien, die mit Urin in Kontakt kommen, sollten Sie regelmäßig eincremen, um Entzündungen vorzubeugen. Das ist zwar etwas zeitaufwendig, hilft aber wirklich.

Sex und Inkontinenz

Sex und Inkontinenz schließen sich keineswegs aus. Selbst bei Frauen ist es sehr unwahrscheinlich, dass sie gerade beim Sex ungewollt Urin verlieren. Männer können durch Verwendung von Kondomen vorbeugen. Entleeren Sie die Blase vor dem Sex, und wenn Sie sicher gehen wollen, sollten Sie eine Stunde vorher nichts mehr trinken. Sollte dennoch Urin verloren gehen, helfen Bettauflagen und Handtücher. Nach dem Geschlechtsverkehr sollten beide Partner die Blase entleeren und den Intimbereich reinigen, so gibt man den Bakterien keine Chance, da sie ausgespült werden. Auch mit einem Katheter ist Sex möglich. Sprechen Sie jedoch mit dem Arzt, um Komplikationen zu vermeiden.

Freizeit

Sport ist bei Belastungsinkontinenz durchaus möglich, Sie sollten jedoch auf sehr schnelle oder ruckartige Bewegungen verzichten. Gymnastik, Radfahren, Wandern oder Schwimmen sind ideal. Bauchtanz ist gleichzeitig ein gutes Training für den Beckenboden.

Kinobesuche und Treffen mit Freunden sind mit kleinen Alltagshilfen kein Problem. Da wären zum einen Einlagen etc., die unter der Kleidung nicht auffallen, zum anderen findet man an diesen Orten überall ausreichend Toiletten. Auch ein Urlaub ist mit den entsprechenden Hilfsmitteln kein Problem. Damit Sie am Urlaubsort gut versorgt sind, sollten Sie vorher abklären, ob Sie die benötigten Hilfsmittel dort erhalten. Falls nicht, decken Sie sich mit einem Vorrat ein, inklusive der entsprechenden Hautpflegeprodukte. Bei einer längeren Anreise sind Einmalwaschlappen praktisch, um sich auch unterwegs schnell und gründlich reinigen zu können.

Selbsthilfegruppen helfen weiter

In einer Selbsthilfegruppe finden Sie verständnisvolle Ansprechpartner. Dort treffen sich Menschen, die Hilfe suchen und wissen wollen, wie sie mit der Krankheit umgehen sollen. In der Gruppe erleben Betroffene, dass sie nicht alleine sind mit ihrem Problem, häufig werden auch die Partner mit einbezogen.

Die Erfahrung zeigt außerdem, dass Mitglieder von Selbsthilfegruppen über neue Forschungen und Hilfsmittel besser informiert sind als so mancher Arzt. Auch wenn es Sie Überwindung kostet und es vielleicht eine Weile dauert, bis Sie die richtige Gruppe für sich gefunden haben, so lohnt sich doch die Mühe. Der Austausch mit Gleichgesinnten ist wertvoll.

Kontaktadressen für Selbsthilfegruppen finden Sie im Anhang.

In einer Selbsthilfegruppe treffen Sie verständnisvolle Ansprechpartner.

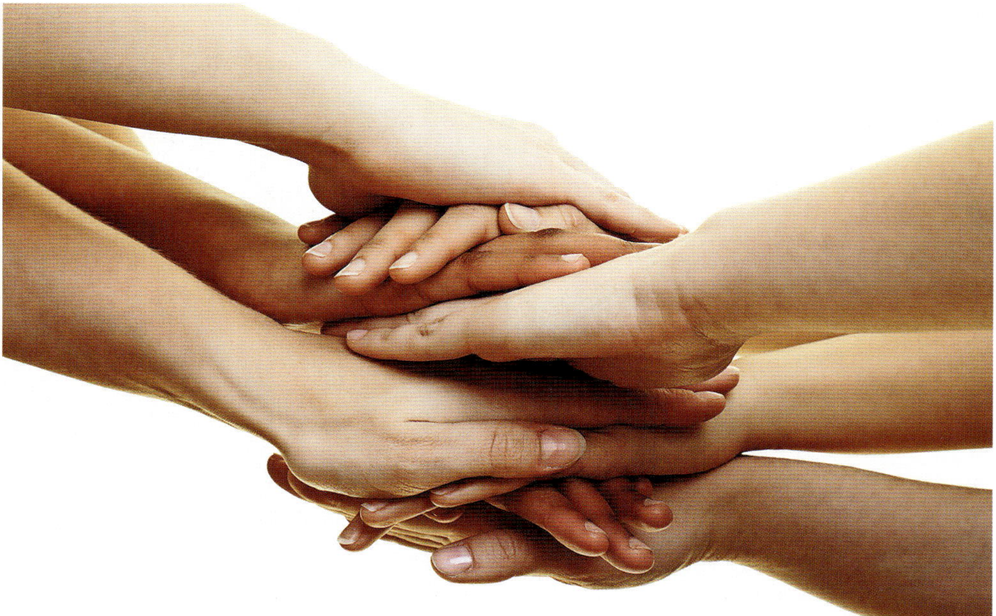

Gutartige Prostatavergrößerung

Die Bezeichnung „Prostata" leitet sich von den lateinischen Wörtern „pro" (= vor) und „stare" (= stehen) ab. Deshalb heißt sie im Deutschen auch „Vorsteherdrüse". Sie gehört zusammen mit den Samenbläschen und Samenleitern, den Hoden und den Nebenhoden zu den Geschlechtsorganen des Mannes.

Die Prostata umschließt den Anfangsteil der Harnröhre direkt unterhalb der Blase. Sie ist etwa 3 Zentimeter lang, 4 Zentimeter breit, 2 Zentimeter dick und etwa 20 bis 25 Gramm leicht. Ihre Form erinnert an eine dicke Kastanie. Ihre Hauptaufgabe ist es, Samenflüssigkeit zu produzieren. Gemeinsam mit den Samenzellen bildet diese das Ejakulat, auf diese Weise sind die Spermien beim Samenerguss beweglich genug.

Symptome einer gutartigen Vergrößerung der Prostata

Bis ein junger Mann 20 Jahre alt ist, wächst die Prostata ständig. Etwa ab dem 50. Lebensjahr führen Veränderungen im männlichen Hormonhaushalt bei etwa der Hälfte der Männer dazu, dass die Prostata wieder sehr langsam anfängt zu wachsen, zuerst meist ohne Symptome. Dann spricht man von einer gutartigen Vergrößerung der Prostata – einer „benignen Prostatahyperplasie" (BPH).

Tatsächlich handelt es sich um eine gutartige Vergrößerung der Prostata durch die Vermehrung ansonsten unauffälliger Zellen. Die Krankheit kann unauffällig sein, es können aber auch Probleme beim Wasserlassen auftreten.

Schätzungen zufolge haben 60 bis 70 Prozent der Männer über 50 Jahre und 70 bis 80 Prozent aller Männer über 70 Jahre eine vergrößerte Prostata. Und ungefähr die Hälfte aller betroffenen Männer hat Probleme beim Wasserlassen. Bei einer gutartigen Vergrößerung der Prostata wiegt die Drüse 30 bis 150 Gramm. Durch das Gewebewachstum wird der Harnfluss beeinträchtigt,

Genaue Ursachen kennt man nicht, doch bei der Entstehung einer BPH spielt das männliche Geschlechtshormon Testosteron eine wesentliche Rolle.

der Druck auf die Harnröhre oder Blase steigt. Gibt man den Urin unter erhöhtem Druck ab, kann dies zum Beispiel zu einer Balkenblase führen.

Die mit einer gutartigen Prostatavergrößerung einhergehenden Blasenentleerungsstörungen entwickeln sich im Allgemeinen allmählich. Erste Hinweise, dass man unter einer vergrößerten Prostata leidet, können sein:

- Vermehrter Harndrang und häufiges Wasserlassen mit Nachtröpfeln
- Plötzlicher Harndrang
- Vorwiegend nächtlicher Harndrang
- Trotz starkem Harndrang ist der Urinstrahl schwach und kommt erst nach einiger Zeit oder gar nicht (Harnsperre oder Harnverhalt). Dann besteht die Gefahr, dass Urin in die Nieren zurückfließt und diese schädigt. Es bleibt Restharn in der Blase. Hier besteht die Gefahr einer Blasenentzündung.

Wenn bei Ihnen diese Symptome auftraten, sollten Sie vom Urologen abklären lassen, ob die Prostata wirklich vergrößert ist. Auch können Sie andere Ursachen wie eine überaktive Blase oder Erkrankungen wie Diabetes oder Herzprobleme ausschließen lassen. Selten tritt ein Prostatakrebs auf, der zunächst keine Beschwerden verursacht. Die Prostata ist dann auch nur wenig oder gar nicht vergrößert.

> **!**
>
> Langes Sitzen oder Alkohol verschlechtert die Symptome meist, Wärme und Bewegung können sie lindern.

Balkenblase

Unter einer Balkenblase versteht man Verdickungen der Blasenmuskulatur. Die Blase verliert ihre Elastizität und auf Dauer erschlafft die Blasenwand immer mehr mit der Folge, dass der Urin irgendwann nicht mehr komplett entleert werden kann. Dann kommt es leicht zu Entzündungen in den Harnwegen, denn je mehr Restharn entsteht, desto höher ist die Wahrscheinlichkeit, dass sich Bakterien oder andere Keime in der Blase sammeln und vermehren.

Die gutartige vergrößerte Prostata kann gut behandelt werden. Bleibt sie allerdings unbehandelt, kann die Prostata grundsätzlich so lange wachsen, bis sie den Blasenauslass völlig verschließt.

Diagnose und Behandlung

Man unterscheidet drei Stadien der gutartigen Vergrößerung der Prostata. Gebräuchlich ist die Einteilung nach Alken:

I Reizstadium: mit Harnstrahlabschwächung, nächtlichem auf die Toilette müssen (Nykturie), häufigem Harndrang und verzögertem Miktionsbeginn

II Restharnstadium: zusätzlich zum Reizstadium kommt es zu zunehmender Restharnbildung, immer wiederkehrenden Harnwegsinfekten, Blasensteinbildung und Dranginkontinenz

III Dekompensationsstadium: Überlaufblase, Harnstauungsnieren, dekompensierte Niereninsuffizienz bis zur Urämie (Vergiftung des Blutes mit Substanzen, die nur im Urin vorkommen dürfen).

Diagnostiziert wird zuerst mit Hilfe eines Fragebogens, der die Beschwerden beim Wasserlassen erfasst. Es folgen Blut- und Urinuntersuchungen und die Prostata wird vom Enddarm aus abgetastet. Eine rektale Ultraschalluntersuchung kann erforderlich sein. Beschwerden können auch mittels urodynamischer Untersuchung (siehe Seite 20) festgestellt werden.

Muss die Prostatavergrößerung behandelt werden, stehen dem Urologen Medikamente zur Verfügung, in wenigen Fällen muss operiert werden. Heute gibt es auch noch die Lasertherapie. Entfernt man gutartiges Prostatagewebe, wird die Behinderung des Harnabflusses beseitigt.

Vorsorgeuntersuchung nutzen!
Um ernsthafte Erkrankungen der Prostata rechtzeitig zu erkennen, sollten Männer ab dem 45. Lebensjahr einmal jährlich eine Früherkennungsuntersuchung (jährliche Krebsvorsorge ab dem 45. Lebensjahr) beim Urologen durchführen lassen. Vorhandene Beschwerden kann man bei dieser Gelegenheit ansprechen. Da sich eine bösartige Erkrankung der Prostata, der Prostatakrebs, in der Regel nicht ankündigt, ist die regelmäßige Früherkennungsuntersuchung beim Urologen sehr wichtig.

Prostataerkrankungen vorbeugen

Mit diesen Maßnahmen können Sie einer Prostataerkrankung vorbeugen:

- Meiden Sie tierische Fette, wie sie in Wurst und Fleisch enthalten sind.
- Sojaprodukte wirken sich erfahrungsgemäß positiv auf die Prostata aus. Sie können beispielsweise Butter durch Soja-Margarine ersetzen, und es gibt viele Milchprodukte mit Sojamilch. Die asiatische und die mediterrane Küche sind „prostatagerecht".
- Vermeiden Sie langes Sitzen und sorgen Sie für regelmäßige Bewegung. Tatsächlich leiden sportlich aktive Männer weniger unter den Beschwerden einer gutartig vergrößerten Prostata und werden seltener operiert. Bereits leichte körperliche Aktivität verringert das Risiko, Beschwerden zu bekommen. Täglich eine halbe Stunde Gehen zahlt sich aus.
- Harnverhalt tritt meist nach dem Genuss von größeren Mengen kalten Bieres auf. Vermeiden Sie also kalte und/oder alkoholische Getränke.
- Meiden Sie Unterkühlung und Nässe. Wärme erleichtert den Harnabgang

- Entleeren Sie regelmäßig Blase und Darm. Wenn Sie unter Verstopfung leiden, beseitigen Sie diese.
- Nehmen Sie ab, wenn Sie übergewichtig sind.
- Achten Sie auf eine ausgewogene, ballaststoffreiche Ernährung und trinken Sie mindestens 1,5 Liter täglich.
- Rauchen Sie nicht.

Heilpflanzen bei Prostatabeschwerden

Die pflanzlichen Prostatamittel können zwar meist eine vergrößerte Prostata nicht rückgängig machen, jedoch können sie in frühen Stadien der Erkrankung einige Symptome wie häufigen Harndrang mit geringer Harnmenge oder schmerzhafte Harnentleerung lindern oder sogar beseitigen. Dabei sind sie gut verträglich und nebenwirkungsarm. Für mehrere der Mittel liegen auch klinische Studien vor, die bewiesen, dass sie helfen, insbesondere im Stadium I oder II nach Alken. In Frage kommen Brennnesselwurzel, Kürbissamen, Sägepalme, der afrikanische Pflaumenbaum und Roggenpollen. Studien zeigen, dass mit ihrer Hilfe zum einen weniger Restharn in der Blase zurückbleibt und zum anderen der Urin besser abfließen kann. Vorsichtshalber sollte man vor ihrer Anwendung einen Arzt aufsuchen. Dafür ist es sinnvoll ein Miktionsprotokoll anzulegen (siehe Seite 15). Leider dauert es oft ein bis zwei Monate, bis das Mittel wirkt.

> **!**
>
> Ein wesentlicher wirksamer Bestandteil vieler pflanzlicher Arzneimittel gegen Prostatabeschwerden ist die Substanz Beta-Sitosterin.

Tatsächlich gehört die gutartige Prostatavergrößerung zu den medizinischen Bereichen, die am häufigsten mit pflanzlichen Heilmitteln therapiert werden. Dafür sprechen die sehr gute Verträglichkeit und die deutlich geringeren Therapiekosten. Pflanzliche Prostatamittel reduzieren gleichzeitig auch die Reizblasensymptome.

Die hier beschriebenen Pflanzenheilmittel helfen also mindestens so gut wie chemisch-synthetische. Es gibt sie als standardisierte Trockenextrakte, zähflüssige Auszüge, verarbeitet zu Kapseln und Tabletten. Für Kürbissamen gibt es auch Granulate. Sie wirken anti-entzündlich, gegen Ödembildung und bessern die Reizsymptomatik. Sie verringern auch geringfügig das Prostatavolumen. Jedoch sollte man vor ihrer Anwendung einen Prostatakrebs ausschließen.

Je nach Größe der Prostata bzw. dem Stadium der Prostataveränderungen haben sich folgende Behandlungsmöglichkeiten bewährt:

- Bei einem kleinen Prostatavolumen unter 25 Milliliter oder dem Stadium I nach Alken: hochdosierte Kürbissamen-Spezialzüchtungen, Hypoxis-rooperi-Phytosterolgemisch bzw. Phytosterolum DAB (Deutsches Arzneibuch). Letzteres besteht aus rund 7 Phytosterolen mit mindestens 70 Prozent Beta-Sitosterin, Brennesselwurzel, Kürbissamenextrakt und afrikanischer Pflaumenbaumrinde.
- Bei einem mittleren Prostatavolumen (25 bis 40 ml) bzw. Stadium II nach Alken: hochdosierte Sägepalmenfrüchte-Präparate (mindestens 320 mg lipophiler Extrakt), Sägepalmenfrüchte-Kombinationspräparate.
- Bei starkem Blutandrang zum Beispiel beim Prostatasyndrom: Roggenpollenauszug, Kombinationspräparate mit Sägepalmen-, Goldruten- und Rosskastanienauszug.

Da die meisten Pflanzenpräparate (Ausnahme Sägepalmenfrüchte) nur die Beschwerden einer vergrößerten Prostata bessern, ohne die Vergrößerung zu beheben, sollten Sie zur Kontrolle regelmäßig Ihren Arzt aufsuchen.

Kürbissamen

Kürbissamen (Cucurbitae peponis semen L. Convar, citrullina GREB. Var. Styrica GREB) werden zur Behandlung der gutartigen Prostatavergrößerung am längsten eingesetzt und sind von sämtlichen pflanzlichen Prostatamitteln auch am besten untersucht. Die Samen eignen sich sehr gut zur Langzeitanwendung, da Nebenwirkungen auch bei längerer Einnahmedauer bislang nicht beschrieben wurden. Da Kürbissamen gut schmecken, ist es auch kein Problem dabei zu bleiben.

Mehr zu Kürbissamen erfahren Sie im Kapitel „Heilkräuter für die Reizblase".

> **!**
>
> Kürbissamen sind nachweislich sehr wirksam bei Problemen mit der Prostata.

Brennnesselwurzel

Die Brennesselwurzel (Urtica radix) erhöht die ausgeschiedene Harnmenge und den maximalen Harnfluss, sie erniedrigt die Restharnmenge, sie wirkt antientzündlich und stärkt das Immunsystem.

Als Nebenwirkung wurden gelegentliche Magen-Darm-Beschwerden beobachtet.

Empfohlene **Tagesdosus:** 4 bis 6 Gramm Wurzel, dabei muss es sich um sogenannte polare, standardisierte Extrakte handeln (z. B. Trockenextrakt mit Methanol 20 % V/V). Da die Wurzel bislang keinerlei Nebenwirkungen gezeigt hat, auch bei längerer Anwendung nicht, eignet sie sich gut zur Langzeitanwendung.

Teezubereitung: 1 Teelöffel grob pulverisierte Wurzel mit 150 Millilitern kaltem Wasser ansetzen. Aufkochen, 1 Minute ziehen lassen, dann ca. 10 Minuten bedeckt stehen lassen. Abseihen und davon mehrmals täglich 1 Tasse trinken.

Davon gibt es Fertigarzneimittel von verschiedenen Firmen. Eine Kombination mit anderen pflanzlichen Prostatamitteln ist sinnvoll, zum Beispiel mit Sägepalmfrüchten. Auch davon gibt es Fertigpräparate.

> **!**
>
> Besonders wirksam ist die Kombination von Brennesselwurzel mit Sägepalmenfrucht.

Hypoxis-rooperi-Wurzel

Hypoxis-rooperi-Wurzel ist eine Arzneipflanze der afrikanischen Volksmedizin und wird zur Gewinnung eines Fertigpräparates genutzt.

Man nimmt täglich 50 bis 100 Milligramm des daraus gewonnenen Phytosterolgemisches ein. Nebenwirkungen sind keine bekannt.

Diese Wurzel gibt es nur in Form von Fertigpräparaten. Inzwischen kann der bislang aus afrikanischer Hypoxis rooperi gewonnene Extrakt auch aus europäischen Pflanzen (z. B. Nadelhölzern) hergestellt werden, sogar nach den Vorschriften des Arzneibuches. Kombinationen mit anderen Heilkräutern gibt es nicht.

Es gibt einige Studien mit der Wurzel, zum Beispiel mit dem Präparat Harzol®. Es konnte gezeigt werden, dass das Präparat Symptome wie Restharn und Harnfluss verbessert. Vertragen wurde es gut. Es gibt sogar eine Langzeitstudie über 14 Jahre. Die Autoren der Studie zogen daraus den Schluss, dass das Phytosterolgemisch aus der Rooperi-Wurzel nicht nur langfristig gut vertragen wird, sondern vielen Patienten eine Operation ersparen kann.

Afrikanische Pflaumenbaumrinde

Die Afrikanische Pflaumenbaumrinde (Pygei africani cortex) wirkt schwach keim- und entzündungshemmend.

Es wird empfohlen, täglich 100 bis 200 Milligramm eines getrockneten Extrakts in Kapsel- oder Drageeform zu sich zu nehmen. Als Tee besitzt die Rinde nur eine unbefriedigende Wirkung. Die Pflaumenbaumrinde gibt es nur als Fertigpräparat in Form eines Trockenextrakts. Außerdem erhält man es als Kombination mit anderen Prostatamitteln wie Sägepalmenextrakt und Kürbiskernen.

Roggenpollenextrakt

Ein Extrakt aus über 90 Prozent Roggenpollen (Pollinis siccum extractum) und den Pollen von Timothy Gras und Mais wirkt antientzündlich und abschwellend in der Prostata. Man erhält ihn als Fertigarzneimittel mit 23 Milligramm Extrakt pro Hartkapsel. Die Tagesdosis von 92 bis 138 Milligramm Extrakt wird in

2 bis 3 Einzeldosen eingenommen. Es wird empfohlen, das Präparat mindestens 3 Monate lang einzunehmen, da es nach dieser Zeit zur weiteren Verbesserung der Symptome kommt.

In den Studien zu dem Präparat Pollstimol® konnten nach 12-wöchiger Therapie die Symptome gebessert und das Restharnvolumen deutlich reduziert werden. Die gutartige Prostatavergrößerung kann man zwar nicht rückgängig machen, die Prostata schwillt jedoch ab.

Sägepalmenfrüchte

Sägepalmenfrüchte (Sabal fructus) wirken antientzündlich und gegen Ödeme. Man erhält sie nur als Fertigpräparat. Die Tagesdosis liegt bei 1 bis 2 Gramm oder 320 Milliliter Extrakt.

Der Extrakt der Sägepalme wirkt ähnlich wie Kürbissamen: abschwellend, entzündungshemmend und entwässernd. Dazu kommt, dass die Sägepalmenfrüchte das Gewebewachstum in der Prostata hemmen. Sie blockieren ein bestimmtes Enzym, die sogenannte 5-alpha-Reduktase. Dadurch wird weniger Dihydrotestosteron produziert, und das Prostatagewebe kann nicht mehr wachsen.

Dieses pflanzliche Arzneimittel ist so gut verträglich, dass nichts gegen eine langfristige Anwendung spricht. Sogar Tests auf Prostatatumore können während der Einnahmezeit prophylaktisch durchgeführt werden, da es im Gegensatz zu künstlichen Präparaten die entsprechenden Parameter nicht verändert.

Sinnvolle Kombinationen mit anderen pflanzlichen Prostatamitteln sind Kürbissamen- und Brennesselwurzelextrakt.

Es wurden ca. 30 Studien an über 13.586 Patienten durchgeführt. Demnach werden durch Sägepalmenfruchtpräparate typische Symptome wie nächtlicher Harndrang, häufiger Harndrang, verzögerter Miktionsbeginn, Abschwächung des Harnstrahls und Nachträufeln deutlich gebessert. Es kommt auch zu einer deutlichen Senkung des Restharnvolumens und einem Anstieg der ma-

!

Sägepalmenfrüchte wirken sogar in geringeren Mengen, als von wissenschaftlicher Seite empfohlen wird.

ximalen Harnflussrate. Die Präparate wirken nicht negativ auf die Libido oder die Potenz. Lediglich auf das Prostatavolumen haben sie keinen Einfluss und manchmal traten Magenbeschwerden auf.

Was sonst noch natürlich hilft – die „Hocksitzhaltung"

Nicht nur bei einer vergrößerten Prostata wird für die Stuhlabgabe die natürliche Hocksitzhaltung empfohlen. Man findet diesen Rat bei Prostata-Problemen, Blasenentzündung, Verstopfung, Hämorrhoiden, Darmkrebs, Morbus Crohn, Colitis ulcerosa, Divertikulose, Hernien, Fibromen, sexueller Dysfunktion, Beckenorganvorfall, bei der Geburtsvorbereitung etc. Der Australier Bowles hat dafür sogar ein eigenes „Hocksitz"-Gerät entwickelt und gebaut. Damit soll er Tausenden seiner australischen Landsleute ermutigt haben, die natürliche Hocksitzhaltung zur Darmentleerung zu übernehmen. Es wird berichtet, dass sich die Symptome allmählich zurückbilden, wenn die Prostatavergrößerung nicht zu weit fortgeschritten ist. Im Rahmen einer Studie konnte gezeigt werden, dass es normalerweise drei Monate bis zur Besserung der Symptome dauert und die meisten Männer, auch wenn sie 70 und älter sind, innerhalb von sechs Monaten ab dem Zeitpunkt der Haltungsveränderung ihre normale Prostatafunktion zurückgewinnen können.

Prostataentzündung

Unter akuter Prostataentzündung (Prostatitis) versteht man eine fieberhafte, eitrige Entzündung der Vorsteherdrüse. Sie kann sich zum Beispiel aus einer Dauerkatheterbehandlung, Abwehrschwäche, Immunsuppression oder Prostatasteinen entwickeln.

Etwa die Hälfte aller Männer bekommt im Laufe des Lebens einmal eine Prostataentzündung. Die Ursache sind selten Bakterien, sondern meist handelt es sich um eine „chronische abakterielle Prostataentzündung", die nicht durch Erreger bedingt ist und mit oder ohne Entzündungszeichen einhergeht. Leider lässt sich oft auch keine eindeutige Ursache feststellen. Diagnostiziert wird sie mittels Tastuntersuchung vom Enddarm aus, einer Ultraschalluntersuchung oder einer Urin- und Blutentnahme. Wurde die Entzündung durch Bakterien verursacht, werden Antibiotika verordnet, bei anderen Ursachen Alphablocker und entzündungshemmende Mittel.

Zu den Symptomen gehören unter anderem:

- Schmerzen und Brennen beim Wasserlassen
- häufiger Harndrang
- Harnabflussstörungen
- Druckgefühl im Dammbereich
- Schmerzen im Unterbauch, auch im unteren Rücken
- Schmerzen in der Penis-, Hoden-, Damm-, Anal-, Leisten-, Scham- sowie in der Lendengegend
- Schmerzen während und insbesondere nach der Ejakulation
- Schmerzen im Darmbereich
- hohes Fieber bei einer bakteriellen Infektion
- Schüttelfrost, ausgeprägtes Krankheitsgefühl

Ist die Prostataentzündung chronisch geworden, was zum Beispiel durch eine nicht ausgeheilte akute Prostataentzündung und wiederkehrende Harnwegsinfekte geschehen kann, treten Symptome auf wie ständig wiederkehrende Harnwegsinfekte, Ausfluss, Nachtröpfeln, Dysurie (schmerzhafte Entleerung der Blase). Das Darmbakterium Escherichia coli kann neben anderen Erregern an der Entzündung schuld sein.

Zur Vorbeugung eignen sich die Maßnahmen, die bei der gutartigen Prostatavergrößerung aufgeführt wurden (siehe Seite 115).

> **!** Trinken Sie regelmäßig Blasen- und Nierentees mit entzündungshemmender Wirkung, um einer Prostatitis vorzubeugen.

Eine Prostataentzündung natürlich behandeln

Prof. Ibrahim Adnan Saracoglu an der Universität Wien entwickelte die Brokkoli-Therapie und erforscht sie seit über zehn Jahren. Das Gemüse wirkt antibakteriell und entzündungshemmend. Wurde die Brokkoli-Therapie mindestens einen Monat lang durchgeführt, konnte ein Rückgang der Entzündung und eine Verkleinerung von Prostatasteinen festgestellt werden.

Brokkoli-Therapie

Sie brauchen täglich mindestens 250 Gramm frischen oder tiefgekühlten Brokkoli. Bitte keine Reste vom Vortag verwenden.

Den Brokkoli putzen, waschen und zerteilen. In 1 Liter Wasser geben, aufkochen lassen und bei mittlerer Hitze im geschlossenen Topf 4 bis maximal 5 Minuten sanft kochen. Den Brokkoli abgießen, dabei die Brühe auffangen und in zwei gleich große

!

Die Brokkoli-Therapie hilft möglicherweise auch bei chronischen Harnwegsinfekten.

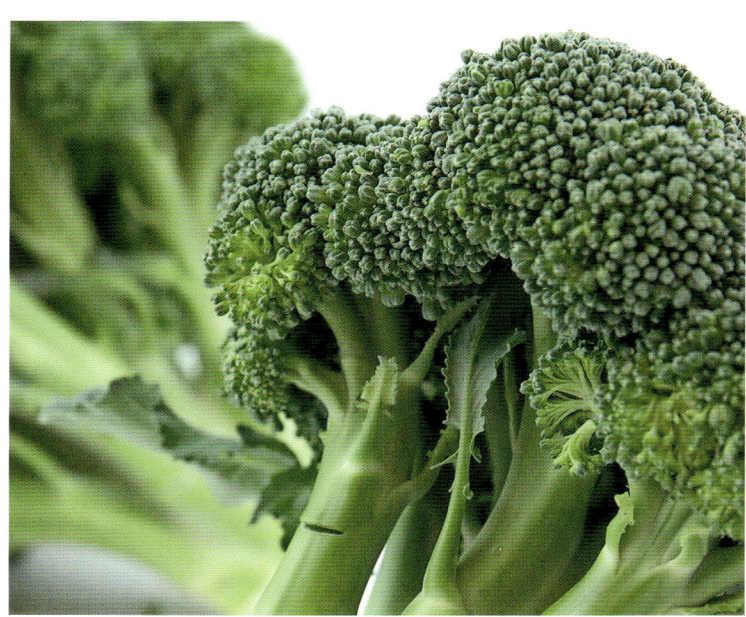

Forschungen ergaben, dass eine Brokkoli-Therapie bei Prostataentzündung hilft.

Mengen teilen. Die Brühe zweimal am Tag auf nüchternen Magen trinken.

Den gekochten Brokkoli essen Sie als Beilage zum Mittagessen. Nachdem Sie Brühe getrunken haben, dürfen Sie mindestens 20 Minuten nichts zu sich nehmen außer Wasser.

Dies machen Sie eine Woche lang täglich, dann legen Sie eine dreitägige Pause ein. Anschließend wiederholen Sie die Kurwoche inklusive Pausen noch zweimal. Dann pausieren Sie einige Monate und wiederholen dann die einwöchige Kur immer mal wieder im Abstand von einigen Monaten. Patienten mit einer langjährigen Leidensgeschichte wurden und blieben bei regelmäßiger Wiederholung dieser Kur in 98 Prozent der Fälle beschwerdefrei.

Heilkräuter bei einer Prostataentzündung

Die akute bakterielle Prostataentzündung ist als urologischer Notfall zu behandeln, da ist die Pflanzenheilkunde nicht ausreichend.

Nach dem akuten Stadium kann die Therapie mit einer entzündungshemmenden Arzneipflanzenzubereitung aus dem schmalblättrigen Weidenröschen unterstützt werden. Einen klinischen Wirksamkeitsnachweis gibt es dazu nicht.

Für einen Extrakt aus über 90 Prozent Roggenpollen und den Pollen von Timothy Gras und Mais (Pollstimol®) wurde in kontrollierten klinischen Studien an Patienten mit einer chronischen nicht-bakteriellen Prostataentzündung die Wirksamkeit nachgewiesen.

In den Studien konnten bei Patienten mit chronischer nicht-bakterieller Prostatitis die Schmerzen im Genitalbereich und die Beschwerden beim Wasserlassen deutlich gelindert werden. Die Lebensqualität verbesserte sich unter der 12-wöchigen Therapie. 70,6 Prozent der Patienten sprachen auf den Pollenextrakt gut an, deutlich mehr als in der Vergleichsgruppe mit Scheinmedikation (Plazebo).

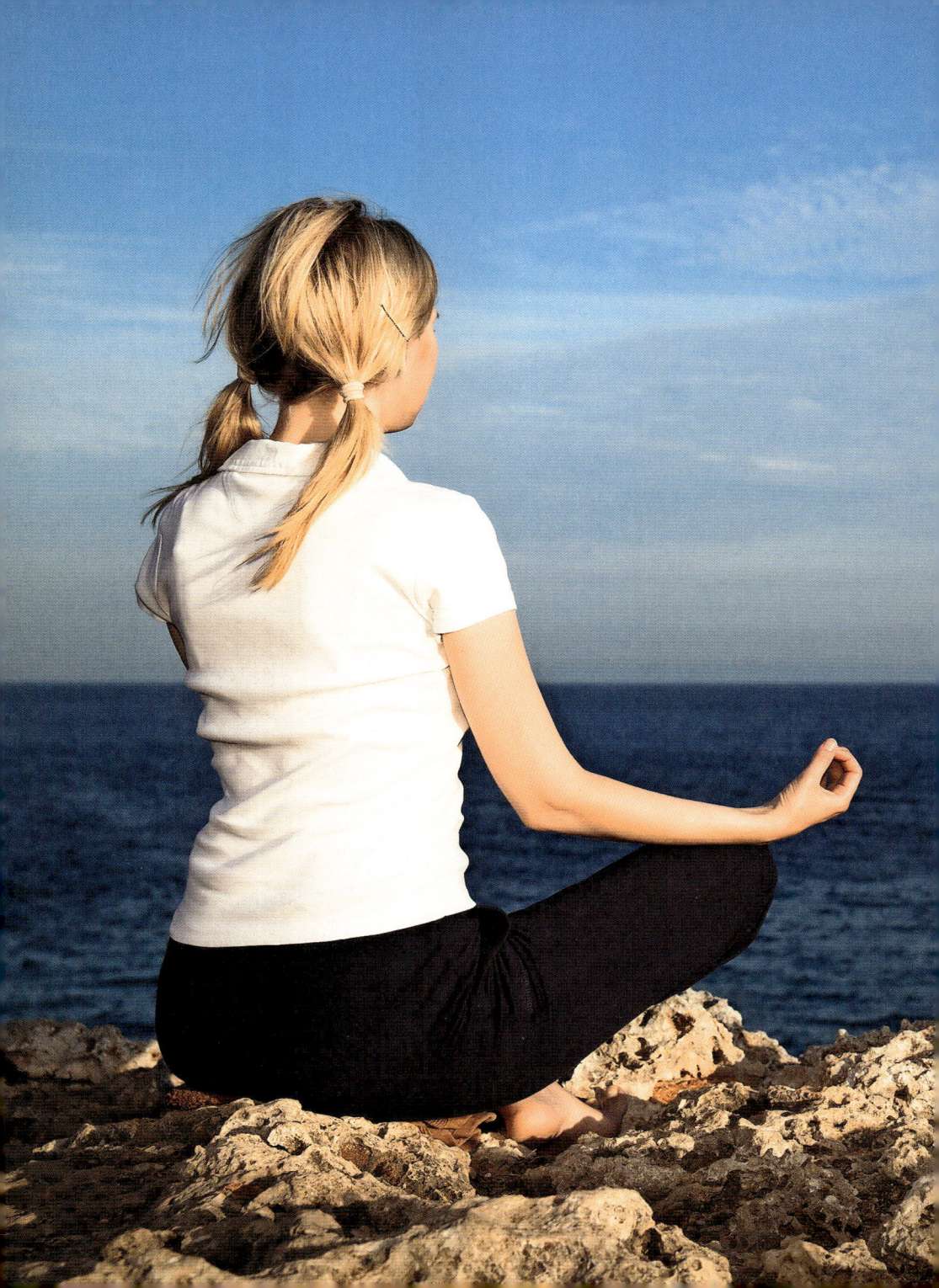

BECKENBODEN – STARKE INNERE MITTE

Bei vielen Beschwerden rund um die Blase und die Prostata ist der Beckenboden beteiligt. Daher ist ein starker Beckenboden wichtig für eine geregelte und kontrollierte Blasenfunktion. Mit welchen Verfahren Sie ihn trainieren können, erfahren Sie in diesem Kapitel.

Beckenbodentraining

> **!**
>
> Der Beckenboden sorgt dafür, dass die Schließmuskeln von Blase und Darm funktionieren.

Der Beckenboden gehört zu den wichtigsten Muskelgruppen des ganzen Körpers. Er ist aus drei Muskelschichten zusammengesetzt, diese liegen gitterförmig übereinander und verbinden das Steißbein mit dem Schambein. Diese Struktur ermöglicht eine starke Belastbarkeit. Diese ist auch nötig, denn der Beckenboden trägt alle Organe des kleinen Beckens und im Grunde den gesamten Rumpf. Je stärker seine Muskeln sind, desto besser funktionieren die Organe im Becken: Blase und Darm, bei Frauen auch die Gebärmutter.

Der Beckenboden sorgt dafür, dass die Schließmuskeln von Blase und Darm funktionieren. Während sich Urin in der Blase sammelt, verschließt die Beckenbodenmuskulatur die Harnröhre. Damit sich die Blase entleeren kann, muss sich der Beckenboden entspannen. Nach der Entleerung nimmt die Spannung der Beckenbodenmuskulatur langsam wieder zu. Sie enthält Muskelfasern, die sehr schnell arbeiten. Sie halten die gefüllte Blase im Bereich der Harnröhre dicht, auch wenn sie zum Beispiel durch Niesen unter Druck gerät.

Die Muskulatur des Beckenbodens lässt bei der Frau durch die übermäßige Dehnung während einer Geburt oder mit fortschreitendem Alter häufig nach. Die Folge: Gebärmutter und Blase senken sich ab, und die Harnröhre kann sich nicht mehr sicher verschließen. Dann können schon kleine Belastungen wie Heben oder Bücken dazu führen, dass unfreiwillig Urin abgeht. Das nennt man Belastungsinkontinenz (siehe Seite 107).

Beckenbodentraining bei Inkontinenz

Beckenbodentraining ist zur Therapie der Inkontinenz die erste Wahl, auch weil keine unerwünschten Wirkungen zu erwarten sind. Durch Kräftigung des Beckenbodens mit gezieltem, regelmäßigem Training können Inkontinenzprobleme oft zumindest verringert werden. Bis sich erste Erfolge einstellen, dauert es häufig nur wenige Wochen.

Sogar bei Männern, besonders nach einer Entfernung der Prostata, kann das Beckenbodentraining helfen, den Schließmuskel ihrer Harnröhre zu trainieren.

Schwangerschaft und Beckenbodentraining
Während einer Schwangerschaft können Frauen das Beckenbodentraining unterstützend einsetzen: Das zunehmende Gewicht des Babys drückt auf die Blase, die Muskulatur ist – hormonell bedingt – weicher und lockerer, und daher haben viele Frauen in dieser Zeit mit Inkontinenz zu kämpfen. Indem sie den Beckenboden trainieren, stärken sie die Muskulatur, was sich auch positiv auf die Geburt und die anschließende Rückbildung auswirkt.

Ein individuell passendes Beckenbodentraining sollte nach Möglichkeit schon während der Schwangerschaft beginnen und nach der Geburt fortgesetzt werden.

Das richtige Gefühl für den Beckenboden bekommen

Frauen können ihren Beckenboden über die Scheide mit Hilfe ihrer Finger ertasten. Dazu führen Sie zwei Finger vorsichtig in die Scheide ein. Beim Anspannen der Muskulatur werden die Finger von den Muskeln umfasst und zusammengedrückt.

Männer können das Anspannen der Beckenbodenmuskulatur spüren, indem sie einen Finger zwischen After und Peniswurzel legen. Wird die Beckenbodenmuskulatur angespannt, schiebt sich der Hoden etwas hoch.

Eine andere Möglichkeit ein Gefühl für die Beckenbodenmuskulatur zu bekommen ist, beim Wasserlassen den Urinstrahl zu unterbrechen. Dann bemerken Sie beim Zusammenziehen, dass sich die Muskeln spürbar nach oben bewegen. Dies sollten Sie jedoch nicht regelmäßig tun, um die Entwicklung einer Reizblase

zu verhindern. Unbedenklich ist dagegen ein einmaliges Ausprobieren.

Beckenbodentraining – bei Profis lernen

Um die Übungen korrekt zu lernen, sollten Sie sich am Anfang
von einem Physiotherapeuten oder einem speziell ausgebildeten
Beckenboden-Therapeuten anleiten lassen. Diese helfen Ihnen,
das richtige Gespür für Ihren Beckenboden zu bekommen. Wenn
Sie die Übungen beherrschen, trainieren Sie regelmäßig zu Hau-
se: Es werden drei Trainingssitzungen pro Tag empfohlen, pro
Sitzung sollten jeweils 20 bis 30 Aktivierungen des Beckenbodens
trainiert werden. Trainieren Sie seltener, wird auch die Wirkung
schwächer.

Das Beckenbodentraining können Sie auch mit der Biofeed-
backmethode (siehe unten), einer Elektro- oder Magnetstimulati-
on und sogar mit einer medikamentösen Therapie kombinieren.
Auch dies sollten Sie unter Anleitung üben.

Das Beckenbodentraining kann in zweierlei Hinsicht hilfreich
sein: Durch gezieltes Training des Schließmuskels kann dessen
Verschlusskraft gestärkt und ein Harnverlust damit vermieden
werden. Eine überaktive Blase kann man durch Anspannen des
Beckenbodens und vor allem des Schließmuskels der Blase wirksam beruhigen.

Auch Männern hilft ein gezieltes Muskeltraining, wenn der
Schließmuskel der Harnröhre nicht mehr richtig funktioniert.
Männer müssen im Unterschied zu Frauen weniger ihren Becken-
boden, sondern vielmehr den Schließmuskel der Harnröhre trai-
nieren. Um dafür ein Gefühl zu bekommen, kann eine bewusste
Unterbrechung beim Wasserlassen helfen.

!

Spezielle Kurse für
das Beckenboden-
training bieten
Krankenhäuser,
Krankenkassen,
Rehaeinrichtungen,
Volkshochschulen
und viele Fitness-
studios an.

Beckenbodentraining – ein Leben lang

Wenn Sie im Alltag einige Regeln beherzigen, können Sie damit zum einen die Übungen für den Beckenboden unterstützen, zum anderen vermeiden Sie Belastungen des Beckenbodens. Damit beugen Sie Problemen wie zum Beispiel einer Harninkontinenz vor.

- Drehen Sie sich beim Aufstehen aus dem Bett immer auf die Seite und richten sich erst dann auf.
- Spannen Sie beim Husten oder Niesen immer den Beckenboden an und sitzen oder stehen Sie aufrecht. Wenn Sie zudem den Kopf zur Seite drehen, wird der Beckenboden noch weniger belastet.
- Achten Sie beim Heben von Lasten auf einen geraden Rücken, und spannen Sie die Beckenboden- und Bauchmuskulatur an, bevor Sie das Gewicht anheben. Während des Hebens immer durch die leicht aufeinander gelegten Lippen ausatmen und nicht pressen.
- Statt lange zu stehen arbeiten Sie besser im Sitzen. Falls Stehen erforderlich ist, gehen Sie möglichst zwischendurch ein paar Schritte.
- Beim Stuhlgang sollten Sie möglichst nicht pressen und währenddessen ausatmen.
- Trainieren Sie den Beckenboden nicht erst dann, wenn große Probleme auftreten. Erhalten Sie auch vorbeugend seine Elastizität.

> **!**
> Je häufiger Sie die Übungen für den Beckenboden durchführen, desto schneller gewinnen Sie die Kontrolle über Ihre Blase zurück.

Dazu kommen die konkreten Übungen für den Beckenboden, die Sie wie oben bereits erwähnt, täglich durchführen sollten. Das Beckenbodentraining sollten Sie im Grunde ein Leben lang beibehalten. Dies gelingt am besten, wenn Sie bestimmte Übungen in den normalen Tagesablauf einbauen. So können Sie zum Beispiel im Büro bei jedem Telefonklingeln die Gesäßmuskulatur kurz anspannen. Das wird zur Gewohnheit.

!

Das Beckenboden-training erfordert Geduld und Ausdauer. Doch es lohnt sich, denn es ist äußerst wirksam.

Vermeiden Sie Verkrampfungen, da sie zu einer Übersäuerung der Muskulatur, also einem Muskelkater und zu chronischen Beckenbodenverspannungen führen können. Dazu können Sie ein Entspannungsverfahren erlernen, wie etwa autogenes Training oder progressive Muskelentspannung.

Den Behandlungserfolg können Sie ganz einfach kontrollieren, indem Sie im Badezimmer etwas saugfähiges Papier auf dem Fußboden ausbreiten. Dann gehen Sie mit einer gut gefüllten Blase in die Hocke und husten in dieser Körperhaltung mehrmals. Je geringer die Anzahl und Größe der Flecken auf dem Papier ist, desto größer ist der erreichte Behandlungserfolg. Dies können Sie jederzeit testen.

So hilfreich es ist, erfordert das Beckenbodentraining etwas Geduld und vor allem Ausdauer. Denn Sie müssen regelmäßig trainieren, bis sich eine Besserung einstellt, und damit die Wirkung erhalten bleibt.

Übungen mit Abbildungen können Sie dem Flyer der Inkontinenz Selbsthilfe e. V. entnehmen. Sie können ihn dort anfordern können oder aus dem Internet herunterladen (Adresse im Anhang).

Hilfsmittel für das Beckenbodentraining

Die täglichen Übungen für den Beckenboden sind wichtig. Als Ergänzung gibt es verschiedene Hilfsmittel, die das Training intensivieren können.

!

Durch das Tragen der Beckenboden-trainer wird vor allem die erste Muskelschicht, die Schließmuskeln, und die zweite Schicht, welche die Vagina umschließt, trainiert.

Vaginalkonen sind aus Kunststoff bestehenden Kegel, die im Aussehen einem kleinen Hühnerei ähneln. Sie bekommen sie normalerweise in Sets von fünf unterschiedlich schweren Modellen. Ein Konus wird in die Scheide eingeführt, dann versuchen Sie, ihn stehend 15 bis 20 Minuten zu halten. Der Konus sollte vom Beckenboden festgehalten werden. Durch das Gefühl des herausrutschenden Konus bekommen Sie ein gutes Gefühl für den Beckenboden. Sie lernen die richtigen Muskeln anzuspannen, um den Konus festzuhalten. Sie beginnen mit dem leichtesten Konus und setzen die Übung mit dem nächst schwereren fort. Nicht allen Frauen gelingt diese Übung.

Vaginalkugeln funktionieren ähnlich. Dabei handelt es sich um hohle Doppelkugeln, in denen Gewichte eingelagert sind. Diese führt man ebenfalls in die Scheide ein, wo sie mit der Beckenbodenmuskulatur aktiv gehalten werden müssen.

Sogenannte Pessare kommen bei einer Senkung des Beckenbodens zum Einsatz. Damit können Sie den geschwächten Beckenboden stabilisieren und Harnblase, Harnröhre und Gebärmutter stützen. Pessare bestehen aus Silikon, sie sind in verschiedenen Größen und Ausführungen erhältlich. Sie müssen vom Arzt angepasst werden und sie sind keine Dauerlösung, da sie Druckstellen und Infekte in der Scheide verursachen können.

Dann gibt es noch tamponähnliche Einmalprodukte, die so wie ein großer Tampon Harnblase sowie Harnröhre stützen und in der richtigen Position festhalten. Damit können Sie bei Belastungsinkontinenz zudem sicher sein, beim Sport keinen Harn zu verlieren. Da sie die Scheide austrocknen können, wird von einer Daueranwendung abgeraten.

Biofeedback und andere alternative Methoden

Gemäß Stiftung Warentest ist Biofeedback (von engl. „feedback" = Rückmeldung) „ein Verfahren, mit dessen Hilfe normalerweise unbewusst ablaufende körperliche und seelische Prozesse erfasst und der bewussten Wahrnehmung zugänglich gemacht werden, um diese willkürlich zu verändern". Üben Sie dies eine gewisse Zeit, lernen Sie, bisher automatisch ablaufende Reaktionen willentlich zu beeinflussen und zu steuern. Gleichzeitig wird damit Ihr Selbstvertrauen gestärkt. In der Medizin wird diese

Methode unter anderem bei Blasenschwäche oder Inkontinenz angewendet.

Die körperlichen Prozesse werden sichtbar gemacht, indem mit einem „Biofeedback-Gerät" über Sensoren auf der Haut verschiedene Parameter gemessen werden: die elektrische Leitfähigkeit oder der Widerstand der Haut, die Körpertemperatur, die Pulsfrequenz, der Blutdruck, die Muskelspannung, die Gehirnströme, die Atemfrequenz und -tiefe. Entsprechende Signale zeigen Ihnen beim Üben an, ob Sie sich dem gewünschten Ziel nähern oder sich eher davon entfernen. Das motiviert zum aktiven Training. Dieser Anreiz kann verstärkt werden, indem zum Beispiel eine Anzeige am Bildschirm verrät, ob Sie sich verbessert oder verschlechtert haben. Bei Erfolg können Pluspunkte vergeben werden.

Biofeedback beim Beckenbodentraining

!

Für den Alltag gibt es Biofeedback-Handapparate. Den meisten Patienten gelingt es jedoch bald, die Muskeln ohne die Hilfe eines Apparats zu kontrollieren.

Beim Biofeedback kann zum Beispiel die Anspannung eines Muskels angezeigt werden. Wird ein Muskel angespannt, entsteht darin eine elektrische Spannung, und diese kann man sichtbar oder hörbar machen. Wird Biofeedback beim Beckenbodentraining angewendet, nutzt man spezielle Elektroden, die großen Zäpfchen ähneln. Sie werden in die Scheide oder den After eingeführt. Mit diesen kleinen Sensoren kann man die elektrische Spannung der Muskeln messen, die an ein Messgerät weitergegeben wird. Die Daten werden dann in optische oder akustische Signale umgewandelt, sodass Arzt und Patient Anspannung und Entspannung der Muskeln verfolgen können. Das Verfahren ist vor allem bei Patienten sinnvoll, die Schwierigkeiten haben, den Beckenboden beziehungsweise den Schließmuskel bewusst anzuspannen. Damit kann man die Bereiche einfacher und zielgerichteter trainieren.

Ein Problem bei Männern ist, dass infolge der Nähe zum After nicht nur die Aktivität des Harnröhrenschließmuskels angezeigt wird, sondern auch die des Afters. Dadurch können die Ergebnisse falsch interpretiert werden.

Wie wird das Verfahren angewandt?

Sie üben in bequemer, leichter Kleidung im Sitzen oder Liegen. Ein oder auch mehrere Sensoren werden an der entsprechenden Körperoberfläche befestigt und mit dem Biofeedback-Gerät verbunden.

Um Stress zu beeinflussen, werden über Kopfhörer angenehme Musik und Anleitungen zur Entspannung vorgespielt. Anhand von Farbmustern werden dann der Spannungszustand und dessen Veränderung angezeigt.

Haben Sie den jeweiligen Zielzustand erreicht, so müssen Sie sich das damit verbundene Erleben so weit einprägen, dass Sie es bei Bedarf willentlich und ohne äußere Rückkopplung abrufen können.

Die Dauer der ersten Biofeedback-Sitzung beträgt etwa eine Stunde. Weitere Sitzungen dauern rund 45 Minuten und werden meist im Wochenabstand durchgeführt. Die Anzahl der Behandlungseinheiten hängt von der Art der Beschwerden und der Reaktion des jeweiligen Patienten ab. Zumeist werden vier bis zehn Sitzungen angeboten. Manchmal sind weitere Übungsserien nötig.

Manche können diese Methode nicht erlernen. Das klärt sich nach etwa sechs Sitzungen.

Wo kann man das lernen?

Eine Biofeedback-Therapie wird in der angewandten Psychologie und bei Ärzten in psychosomatisch orientierten Kliniken und Praxen angeboten. Die Biofeedback-Therapeuten, also Ärzte, klinische Psychologen, Physiotherapeuten, Ergotherapeuten, Krankenpfleger, Sportwissenschaftler, Logopäden, Heilpraktiker und Psychotherapeuten, werden bei der Deutschen Gesellschaft für

Biofeedback ausgebildet. Auf deren Website können Sie nach Therapeuten suchen (www.dgbfb.de).

Elektrostimulation und Rüttel- oder Vibrationstraining

Im Unterschied zum Biofeedbackverfahren werden bei der Elektrostimulation die Beckenbodenmuskeln bzw. die Harnröhrenschließmuskeln aktiv angeregt.

Auch hier führt man kleine Sonden in die Scheide oder den After ein. Sie geben im Körper niedrigen elektrischen Strom ab, wodurch die Nerven- oder Muskelzellen gereizt werden. Das Verfahren ist besonders für diejenigen geeignet, die die Muskeln nicht bewusst anspannen können. Damit will man die Muskulatur und die Wahrnehmung für den eigenen Körper stärken.

Beim Rüttel- oder Vibrationstraining stehen Sie auf einer Platte, die von einem Elektromotor bewegt wird. Infolge der Vibrationen ziehen sich die Muskeln zusammen, um den Körper in der Balance zu halten. Auf diese Weise wird auch der Beckenboden trainiert. Die Übungen werden immer unter Anleitung eines Arztes oder Physiotherapeuten durchgeführt.

ANHANG

Hilfreiche Adressen

Deutsche Kontinenz-Gesellschaft e. V.
Friedrich-Ebert-Straße 124
34119 Kassel
Telefon: 0561 780604
E-Mail: info@kontinenz-gesellschaft.de
www.kontinenz-gesellschaft.de
Informationsmaterial und Adressen von
Beratungsstellen sowie Kontinenz- und
Beckenboden-Zentren, die von der
Deutschen Kontinenz-Gesellschaft
zertifiziert sind. Auskunft über Selbsthilfe-
gruppen und ein Blasentagebuch zum
Download als PDF-Datei.

Berufsverband der Deutschen Urologen e. V.
und Deutsche Gesellschaft für Urologie e. V.
(DGU)
Uerdinger Straße 64
40474 Düsseldorf
Telefon: 0211 5160960
E-Mail: info@urologenportal.de
www.dgu.de
Dazu gehört der Arbeitskreis „Urologische
Funktionsdiagnostik und Urologie der
Frau".

Kostenlose hilfreiche Broschüren zum
Herunterladen, Erklärung von Fachbegrif-
fen. Trink- und Toilettenprotokolle zum
Herunterladen und ein Toilettenführer
„Die nette Toilette" für öffentliche
Toiletten in über 130 Städten und
Gemeinden. Suchportal für Urologen vor
Ort: www.urologenportal.de; Informatio-
nen zu Prostataproblemen.

Selbsthilfeverband Inkontinenz e. V.
Bahnhofstraße 14
86150 Augsburg
Telefon: 0821 31983790
Servicetelefon: 040 7456822
E-Mail: info@selbsthilfeverband-inkonti-
nenz.org
www.selbsthilfeverband-inkontinenz.org
Suchportal für Selbsthilfegruppen,
zahlreiche Tipps rund um Inkontinenz
und Hilfsmittel. Antworten auf häufig
gestellte Fragen und neueste Daten aus
Medizin, Forschung und der Hilfsmittel-
industrie. Portal für verschiedene Foren,
um mit anderen Betroffenen zu diskutie-
ren.

Inkontinenz Selbsthilfe e. V.
Geschäftsstelle
Berliner Straße 13–15
35415 Pohlheim
Telefon: 06403 9697933
E-Mail: info@inkotreff.de
www.inkontinenz-selbsthilfe.com
Ausführliche Informationen zu den
unterschiedlichsten Themen rund um
Inkontinenz, auch zu den verschiedenen
Erkrankungen, die eine Inkontinenz zur
Folge haben. Flyer zum Beckenbodentrai-
ning, eine Rubrik „Neues auf dem
Hilfsmittelmarkt", Literatur und eine
Liste mit spezialisierten Kliniken. Portal
für ein Diskussionsforum für Betroffene.
Ansprechpartner für die einzelnen
Themenbereiche unter der Rubrik
„Kontakt".

www.agub.de
Unter AGUB I findet man Ärzte, die sich
in der Behandlung von Blasenschwäche
auskennen, unter AGUB II findet man
Ärzte, die Harninkontinenzoperationen
durchführen, unter AGUB-III-Ärzten
findet man Ansprechpartner, wenn die
Operation nicht geholfen hat.

www.darmhilfe.de/16prostataleiden.htm
Hier findet man Informationen zur
„Hocksitzhaltung".

Adressen in der Schweiz

KontinenzZentrum Hirslanden
Klinik Hirslanden Zürich
Lengghalde 6
8008 Zürich
Schweiz
Telefon: 044 3872910
www.kontinenzzentrum.ch

**Schweizerische Gesellschaft für
Blasenschwäche**
Gewerbestrasse 12
8132 Egg
Telefon: 044 9947430
www.inkontinex.ch
Allgemeine Informationen, Broschüren
zum Bestellen, Links zu anderen hilfreichen Stellen

Adresse in Österreich

**Medizinische Kontinenzgesellschaft
Österreich**
Dort gibt es ein Beratungstelefon zum
Ortstarif: 0810/100 455
www.inkontinenz.at
Kontaktdaten von Beratungsstellen in
den einzelnen Bundesländern Österreichs

Register

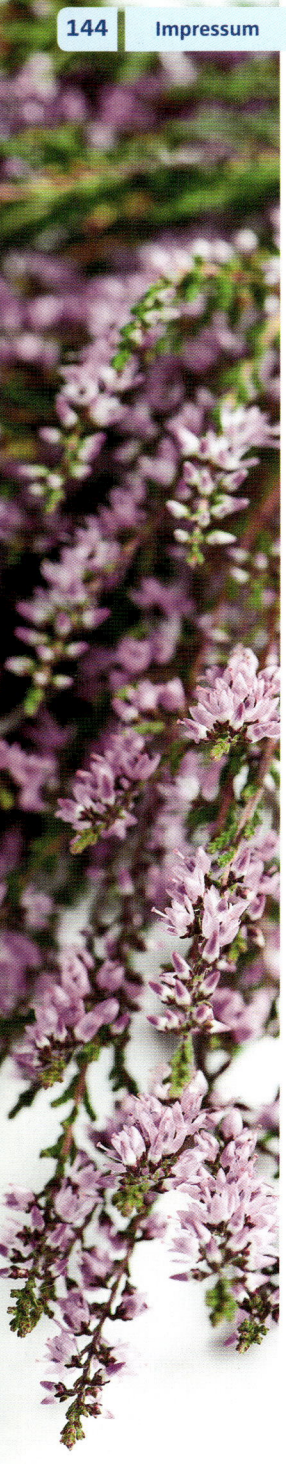

Bibliografische Information der Deutschen Nationalbibliothek
Die Deutsche Nationalbibliothek verzeichnet diese Publikation in der deutschen Nationalbibliografie; detaillierte bibliografische Daten sind im Internet über http://dnb.ddb.de/ abrufbar.

ISBN 978-3-89993-870-8 (Print)
ISBN 978-3-8426-8678-6 (PDF)
ISBN 978-3-8426-8679-3 (EPUB)

Fotos:
Titelfoto: LWA/Dann Tardif – gettyimages
Fotolia.com: Meliha Gojak: 1; Hetizia: 4; Manuel Adorf: 6/7; Kzenon: 17; HETIZIA_ChLesjak: 37; JPC-PROD: 41; Heike Rau: 65; HandmadePictures: 72/73; Photographee.eu: 79; Robert Kneschke: 116; Sandor Jackal: 130/131; darkbird: 144
123rf.com: aliaksei7799: 63, 64, 66, 67, 105; Magdalena Kucova: 2/3; Wavebreak Media Ltd: 14; Yana Gayvoronskaya: 22/23; Ivan Danik: 29; Corinna Gissemann: 49, 51; Astrid Beuge: 67; Heike Rau: 88; Norman Kin Hang Chan: 128
Kellner, Luitgard: 10

© 2015 Schlütersche Verlagsgesellschaft mbH & Co. KG
Hans-Böckler-Allee 7, 30173 Hannover
www.schluetersche.de

Eine Liste der verwendeten Literatur kann beim Verlag angefordert werden.

Lektorat: Annette Gillich-Beltz, Essen
Layout: Groothuis, Lohfert, Consorten, Hamburg
Covergestaltung: Kerker + Baum Büro für Gestaltung, Hannover
Satz: Die Feder, Konzeption vor dem Druck GmbH, Wetzlar
Druck und Bindung: Grafisches Centrum Cuno GmbH & Co. KG, Calbe